Bibliografische Information der Deutschen Nationalbibliothek:

Die Deutsche Bibliothek verzeichnet diese Publikation in der Deutschen Nationalbibliografie; detaillierte bibliografische Daten sind im Internet über http://dnb.d-nb.de/ abrufbar.

Impressum:

Druck und Bindung: Books on Demand GmbH, Norderstedt Germany
ISBN: 9783668785304

Katharina Steinberg

Führungsstärke in der Pflege. Eine qualitative Untersuchung von Anforderungen und Möglichkeiten der Bewältigung für Fachkräfte in der Pflegedienstleitung

GRIN Verlag

Führungsstärke in der Pflege

Eine qualitative Untersuchung von

Anforderungen und

Möglichkeiten der Bewältigung

für Fachkräfte in der Pflegedienstleitung

Bachelorarbeit

2018

Katharina Steinberg

Inhalt

1 Einleitung

1.1 Situation

Leben und Altern von Menschen hat uns schon immer zum Nachdenken angeregt. So ist das Zitat des römischen Philosophen Seneca noch immer aktuell, obwohl es bereits über 2000 Jahre alt ist: „Mit dem Leben ist es wie mit einem Theaterstück: Es kommt nicht darauf an, wie lang es ist, sondern wie bunt“ (Leonhardt, 2002, S. 19). Diese Buntheit des Lebens auch im Alter und bei Krankheit zu erhalten, ist für viele Fachkräfte aus der Pflege ein wichtiger Aspekt ihrer Berufstätigkeit. Professionelle Pflege ist mittlerweile fest in der Gesellschaft verankert und Phasen der Krankheit sowie das Alter wesentliche Bestandteile unseres immer länger werdenden Lebens geworden. Waren es in früheren Zeiten Spitäler und Siechenhäuser, in denen Kranke und Alte versorgt wurden, haben heute Krankenhäuser oder Senioren- und Pflegeeinrichtungen diese Aufgabe übernommen.

Vielen Pflegenden ist daran gelegen, den kranken und alternden Personen, für die sie verantwortlich sind, den Alltag „bunt“ zu gestalten und alle Phasen des Lebens mit ihren jeweiligen Bedingungen sowie möglichen Einschränkungen zu genießen. Doch nicht immer sind die Gegebenheiten im Gesundheitswesen förderlich, eine positive Atmosphäre für die zu Pflegenden zu schaffen. Viele Patienten und Patientinnen empfinden die Umgebung und die Professionellen in den Einrichtungen als fremd, viele fühlen sich vermutlich in ihrem Tun und Denken eingeschränkt und fremdbestimmt. Ausstattung und Atmosphäre vieler Einrichtungen sind wenig einladend. Zudem machen ungünstige Arbeitsbedingungen den Dienst für die Fachkräfte dort zu einer anstrengenden Tätigkeit, was die zu Pflegenden mitbekommen und worunter sie nicht selten leiden. Enge Zeitfenster, vielfältige Erwartungen, familien- und gesundheitsunfreundliche Dienstpläne und eine wenig attraktive Bezahlung führen zu Belastungen bei vielen Pflegekräften. Diese Belastungen wirken sich auf die Beziehung zu den Pflegebedürftigen und auf die Gesundheit der Pflegenden aus.

Besonders im Fokus stehen in dieser problematischen Situation die Führungskräfte in den Pflegeeinrichtungen, die Pflegedienstleitungen. In der Position des mittleren Managements haben sie Führungsverantwortung für die Mitarbeitenden in ihrer Einrichtung, sind Ansprechpersonen für Angehörige und Öffentlichkeit und haben sich gegenüber Heimleitungen, Trägern und Politik zu verantworten. So sind sie mit Erwartungen von mehreren Seiten konfrontiert. Der Beruf der Pflegedienstleitung im Gesundheitswesen erfordert daher eine Führungskraft, die mit vielen Talenten ausgestattet ist: Sie soll Menschen entwickeln, Menschlichkeit in ihre Führungsaufgabe integrieren und Ziele für alle formulieren. Sie hat Termine, Bewohner und Bewohnerinnen, Mitarbeitende und Organisationen zu koordinieren, sich Respekt zu erarbeiten, erfolgreich zu kommunizieren und Konflikte möglichst zu vermeiden sowie ständig den Überblick und die Ruhe zu bewahren. Und über allem steht auch noch das Budget. Dass sich die Erwartungen insbesondere wegen dieses finanziellen Drucks häufig widersprechen, macht sie umso belastender.

1.2 Forschungsinteresse

Diese Arbeit möchte sich der Belastungen annehmen, denen Pflegedienstleitungen ausgesetzt sind. Die Autorin ist seit vielen Jahren in der praktischen Pflege tätig und kann daher Erfahrungen aus der Praxis an dieser Stelle in wissenschaftlichen Zusammenhang bringen. Das Thema ist auch für die Wissenschaft wichtig, denn die Menschen werden immer älter und es gibt immer mehr alte Pflegebedürftige. Der facettenreiche und für die Pflege zentrale Beruf der Pflegedienstleitung in Alters- und Pflegeheimen mit seiner besonderen Führungsverantwortung ist jedoch in der Forschung bisher wenig beleuchtet worden.

Neben den Belastungen, die Pflegedienstleitungen erleben, möchte diese Arbeit außerdem einige der möglichen Lösungen betrachten. Erforscht werden soll:

- was belastend an der Tätigkeit einer Pflegedienstleitung ist,
- welche Erwartungen von Seiten der Einrichtungen, der Bewohner und Bewohnerinnen, der Angehörigen sowie der Mitarbeitenden an die Pflegedienstleitung gestellt werden,
- wie der Anforderungskatalog bewältigbar ist und
- was die Pflegedienstleitung leisten kann und was nicht.

Es sollen daher mit dieser Arbeit konkret die folgenden Forschungsfragen gestellt und beantwortet werden:

- **Mit welchen Erwartungen, Anforderungen haben Pflegedienstleitungen umzugehen?**
- **Welche Faktoren ihrer Tätigkeiten erleben sie als belastend?**
- **Welche Bewältigungsstrategien sehen sie?**

1.3 Aufbau und Methodik

Zur Beantwortung dieser Fragen sollen sich Betroffene selbst äußern. Für eine empirische Untersuchung, das heißt hier für eine Umfrage, wurde ein Fragebogen entwickelt, der Pflegedienstleitern und -leiterinnen der Pflegeheime im Bundesland Tirol zu Beantwortung gegeben wurde. Der Bogen enthält Fragen zu den Tätigkeiten, zu Erwartungen, zum Thema Führung und die Möglichkeit, Verbesserungs- und Lösungsvorschläge zu machen.

Als Grundlage für die Arbeit, zur Vorbereitung der Befragung und um die Ergebnisse daraus in einen größeren Zusammenhang einordnen zu können, wurde eine systematische Literaturrecherche betrieben. Hierfür wurden der lokale öffentlich zugängliche Online-Katalog (OPAC) der Fachhochschule sowie der Verbundkatalog der österreichischen Bibliotheken herangezogen. Außerdem wurden verschiedene Bücher angekauft. Für Zeitschriftenartikel, Untersuchungen und wissenschaftliche Texte wurde auch über die Datenbank Google Scholar recherchiert.

Im Anschluss an das einleitende Kapitel gibt diese Arbeit einen Überblick über Entwicklung und Situation der beruflichen Pflege in Österreich. Dieser teilt sich in die Darstellung ausgewählter historischer Aspekte, einen Bericht über Ausbildungsmöglichkeiten, Bedarf an Pflegeleistungen sowie einen ersten Einblick in die Arbeitsgegebenheiten des Pflegeberufes. Daran schließt sich ein Kapitel über die Führungskräfte in der Pflege an: Welche gesetzlich und beim Arbeitgeber festgeschriebenen Aufgaben haben sie? Welche weiteren Führungsgrundsätze sind zu beachten?

Das darauf folgende Kapitel betrachtet dann die Bereiche, die für Pflegeführungskräfte belastend sind. Es vermittelt einen Eindruck über die Belastungsfaktoren und Bewältigungsmöglichkeiten, die in der Pflegeliteratur aufbereitet zu finden sind. Damit bietet es einen Rahmen zur Einordnung der Erkenntnisse, die die für diese Arbeit durchgeführte

Befragung erbracht hat und die in Kapitel 5 im Einzelnen zunächst beschrieben (Abschnitt 5.3) und anschließend detailliert ausgewertet und bewertet werden (5.4 und 5.5). Es folgt ein kritischer Blick auf die Erhebung mit Hinweisen zu daraus erwachsendem weiteren Forschungsbedarf. Das abschließende Fazit fasst die wichtigsten Aussagen der Arbeit zusammen und regt dazu an, die gewonnenen Erkenntnisse in die Praxis umzusetzen und in weiterführenden Untersuchungen genauer zu beleuchten.

2 Pflege in Österreich

2.1 Historische Aspekte: Von der Nächstenliebe zur Profession

Bis ins 18. Jahrhundert kamen Hilfs- und Pflegebedürftige in Bürgerspitälern unter. Als den Anfang einer professionellen Pflege in Österreich betrachten Fürstler und Malina die Gründung des Wiener Allgemeinen Krankenhauses im Jahre 1784 (Fürstler und Malina, 2004, S. 46). Weitere Meilensteine der österreichischen Pflegegeschichte waren der 1914 veröffentlichte Erlass aus dem Innenministerium „betreffend die berufsmäßige Krankenpflege“ und die Einrichtung eines Gesundheitsministeriums, nämlich des Ministeriums für Volksgesundheit im Jahr 1918 (Fürstler & Malina, 2004, S. 47).

Die ersten beruflich in der Krankenpflege tätigen Personen waren die sogenannten Wartpersonen und – ab Mitte des 19. Jahrhunderts – die Ordensschwestern. Kranken- und Altenpflege (im Gegensatz zu ärztlichen Berufen) war bis ins späte 18. Jahrhundert noch kein Frauenberuf (Hadamitzky, 1999, S. 3), denn bis dahin waren Männer dafür zuständig, männliche Personen zu betreuen (Hadamitzky, 1999, S. 4 f.; Orischnig, 2011, S. 16). Bei den Wärterinnen und Wärtern handelte es sich um kaum gebildetes, für die Krankenhaustätigkeit angelerntes Personal, das einfache Zuarbeiten verrichtete, mit im Krankenhaus schlief und sehr gering entlohnt wurde. Allerdings waren auch die Schwestern kaum fachlich ausgebildet, da eine bestimmte religiöse Haltung von ihnen gefordert wurde und weniger Kenntnisse in der Krankenpflege (Fürstler & Malina, 2004, S. 51 f.). Auch sie wurden nicht wirklich bezahlt, sondern taten diesen Dienst im Rahmen ihrer Ordenszugehörigkeit (Fürstler & Malina, 2004, S. 50). Ihr Tun basierte auf einer „neutestamentlichen Ethik, [...] (die) verbunden ist mit dem Gebot der Nächstenliebe“ (Friedrich, 2008, S. 47). Damit machten sie „in der Praxis ihre fehlende fachliche Ausbildung durch besonders fürsorgliche Betreuung wett, und es herrschte dort, wo sie tätig waren, eine ruhigere und entspanntere Atmosphäre“ (Fürstler & Malina, 2004, S. 52), sodass sie bald auch als fachlich versierter als die „weltlichen“ Wartpersonen galten. Auch als später die ersten staatlich ausgebildeten Pflegerinnen in den Dienst traten, galten Ordensschwestern noch als besser für die Krankenpflege befähigt als diese (Fürstler & Malina, 2004, S: 53). Ab der Mitte des 20. Jahrhunderts begannen die Orden an Bedeutung und an Nachwuchs auch für Pflegetätigkeiten zu verlieren (Orischnig, 2011, S. 14).

2.2 Aktuelle Situation – Bildung, Finanzierung, Personal

2.2.1 Ausbildung und Studium

In den meisten EU-Staaten vollzieht sich derzeit ein Wandel in den Ausbildungsgängen und Berufsbildern der Pflegetätigkeiten – in vielen Ländern kommt es zu einer Akademisierung der Pflege. Wie im vorigen Abschnitt beschrieben, hat sich in Österreich, wie auch in anderen europäischen Ländern, die Pflege aus der Hilfsbedürftigenfürsorge und einem christlich motivierten Dienst heraus in den vergangenen Jahrzehnten zu einem staatlich organisierten, professionellen Arbeitsfeld des Gesundheitssystems entwickelt. Pflegewissen wird mittlerweile selbstverständlich in Schulungen und Ausbildungen vermittelt und ist nicht mehr nur „intuitive" Fähigkeit (Kolling, 1999, S. 10). Es sind Berufe auf unterschiedlichen Anforderungs- und Verantwortungsniveaus und mit unterschiedlicher fachlicher Ausrichtung entstanden. „Grundsätzlich besteht die Option [sic!] die Ausbildung entweder an einer Schule für Gesundheits- und Krankenpflege zu absolvieren oder im Rahmen eines Hochschulstudiums das Gesundheits- und Krankenpflegediplom zu erlangen" (Österreichischer Gesundheits- und Krankenpflegeverband ÖGKV, o. J.). Im Bereich der Altenpflege sind auch Sozialbetreuer und -betreuerinnen mit dem Schwerpunkt Altenarbeit tätig (Waldhausen et al., 2014, S. 23 f.).

Für Personen, die sich in der Pflegedienstleitung engagieren und sich für Führungsaufgaben ausbilden lassen wollen, gilt, dass neben den grundlegenden Qualifikationsanteilen der Alten- und Krankenpflege in den Bereichen Gesundheit und Medizin auch betriebswirtschaftliches Wissen benötigt wird. Dies ist – neben anderen Themen – in der Sonderausbildung für Führungsaufgaben gemäß § 72 des Bundesgesetzes über Gesundheits- und Krankenpflegeberufe (Gesundheits- und Krankenpflegegesetz – GuKG) entsprechend vorgesehen.

Generell basieren in Österreich die Ausbildungen im Pflegebereich auf dem Gesundheits- und Krankenpflegegesetz (GuKG). Es wurde 1997 erlassen und legt unter anderem konkrete Pflegeberufsbilder und -bezeichnungen fest, beschreibt Tätigkeitsbereiche, stellt Zugänge und Prüfungen sowie weitere Ausbildungsbedingungen klar und regelt Fort- und Weiterbildungen. Dennoch beklagen Rásky (2008, S. 8) und Waldhausen et al. (2014, S. 25), dass zwar eine große Bandbreite an Weiter- und Fortbildungsmöglichkeiten auch auf Hochschulniveau besteht, dass diese Angebote jedoch wenig aufeinander abgestimmt sind. Auch sei die

Pflegeausbildung noch nicht ausreichend in den Hochschulen angekommen und Bildungsmöglichkeiten in Österreich im Pflegebereich seien wenig kompatibel mit europäischen oder gar außereuropäischen Ausbildungssystemen. Unabhängig davon, ob der zuletzt genannte Aspekt nicht auch für andere Länder gilt, erschwert er einen übernationalen Austausch und die Teilhabe österreichischer Pflegefachleute an internationalen Entwicklungen in diesem Feld.

2.2.2 Pflegegeld und Pflegebedarfe

Im Jahr 1993 wurden das Bundespflegegeldgesetz und damit das Pflegegeld in seiner heutigen Form eingeführt. Daneben existierten zunächst auch auf Bundesländerebene Pflegegeld-Regelungen, die im Rahmen einer Reform im Jahr 2012 im Bundespflegegeldgesetz aufgingen. Das Pflegegeld ist dafür vorgesehen, Kosten zu decken, die durch Pflegebedürftigkeit entstehen, und seine Höhe hängt vom Grad der Pflegebedürftigkeit ab. Das Bürgerserviceportal HELP.gv.at stellt fest: Das Pflegegeld „ermöglicht den pflegebedürftigen Menschen eine gewisse Unabhängigkeit und einen (längeren) Verbleib in der gewohnten Umgebung (zu Hause)“ (HELP.gv.at, 2014). Es finden sich jedoch in der wissenschaftlichen Literatur Hinweise darauf, dass das Pflegegeld nur sehr eingeschränkt Unabhängigkeit ermöglicht und dass sich zum Beispiel „nur eine geringe Anzahl von Personen die erheblichen Kosten einer mobilen Pflege leisten kann“ (Krenn, Flecker, Eichmann & Papouschek, 2010, S. 129). Trotz Pflegegeld muss in der Regel ein weiterer Kostenzuschuss vom jeweiligen Bundesland übernommen werden (Krenn et al., 2010, S. 129).

Bei Antragstellungen stehen häufig Sparnotwendigkeiten im Vordergrund und es kommt damit zu einer restriktiven Einstufungspraxis. Sobald eine Person Pflege beantragt, ist es Aufgabe des ärztlichen Personals der Pensionsversicherung, den Bedarf zu überprüfen. Der Arzt oder die Ärztin stellt in diesem Zusammenhang den konkreten Pflegebedarf fest, entscheidet also über die Eingruppierung in eine der Pflegestufen. So werden die Höhe des Pflegegeldes sowie Art und Umfang der Betreuung festgelegt (Krenn et al., 2010, S. 129).

Die demografische Entwicklung in Österreich ist gekennzeichnet durch abnehmende Geburtenzahlen und steigende Lebenserwartungen und damit durch einen größer werdenden

Anteil älterer Menschen an der Gesamtbevölkerung: In Abbildung 1 werden die Bevölkerungszahlen von 2004 mit den prognostizierten Werten der Jahre 2030 und 2050 verglichen. Es zeigt sich, dass von einer Zunahme älterer Bevölkerungsanteile für die Zukunft ausgegangen wird, bei gleichzeitigem Rückgang besonders der mittleren Altersgruppen zwischen 30 und 50 Jahren.

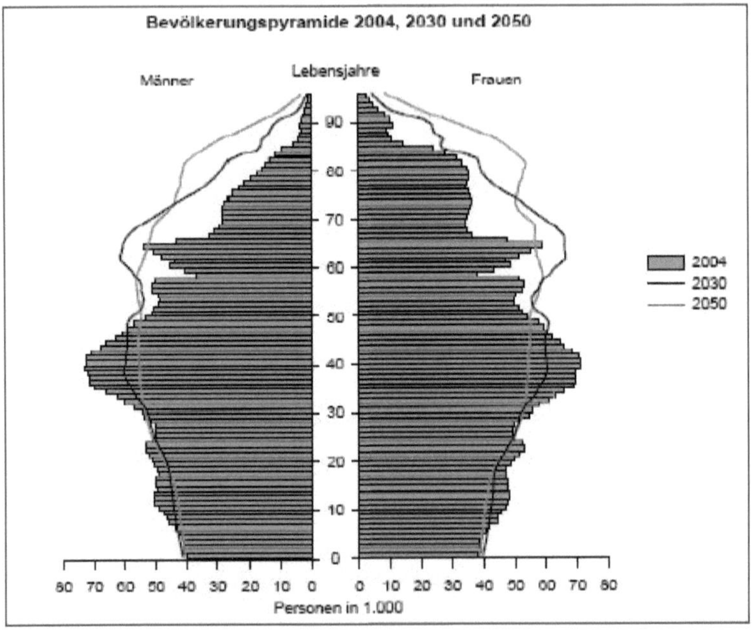

Abbildung 1: Bevölkerungspyramide 2004, 2030 und 2050

(Statistik Austria, Neue Bevölkerungsprognosen für Österreich und die Bundesländer, 2005, zitiert nach: Mösinger 2006: Abschnitt 2.2 Demografischer Wandel der Bevölkerungsstruktur)

Schon jetzt deutet sich also an, dass der Bedarf an Plätzen in der Altenpflege zunehmen und diese Tendenz voraussichtlich noch in den nächsten Jahren und Jahrzehnten anhalten wird: Der Bundesverband der Alten- und Pflegeheime Österreichs benennt als eine „Problemzone", dass „die demographische Entwicklung [...] weit höheren Finanzbedarf mit sich" (2010, S. 1) bringen wird.

Trotz des hohen und steigenden Bedarfs an Pflegekräften bestehen verschiedene Faktoren, die zu einem eher schlechten Image der Pflegeberufe führen. Dieses ist wiederum einer der Gründe dafür, dass es insgesamt in der Pflege an Fachkräften mangelt. Überlegungen, personelle Engpässe mit „unterstützenden und assistierenden Berufen" auszugleichen, wird kontrovers diskutiert (Waldhausen et al., 2014, S. 26). Wie der Österreichische Gesundheits- und Krankenpflegeverband (ÖGKV) in einer Pressemitteilung aus dem August 2014 beklagt, kommt das Problem hinzu, dass „wenig Akzeptanz für die Notwendigkeit von fachlich fundierten Pflegeleistungen" besteht, die sich auch äußert in einem fehlenden „Dialog auf Augenhöhe zu Gesundheitsthemen mit der Ärzteschaft" (ÖGKV, 21.08.2014). Außerdem besteht Unsicherheit bezüglich Aufgabenverteilungen und Berufsgruppenzuständigkeiten, denn auch „unklar sind die Stellen, Rollenprofile und Aufgabenbeschreibungen der Sozialbetreuer/innen. Derzeit werden sie häufig als Pflegehelfer/innen eingesetzt und entlohnt" (Waldhausen et al., 2014, S. 25).

2.2.3 Arbeitssituation der Fachkräfte

Nicht nur sind „knappe Personalressourcen, verbunden mit der Sorge, in absehbarer Zeit zu wenig Pflegekräfte zur Verfügung stellen zu können" (Bundesverband der Alten- und Pflegeheime Österreichs, 2010, S. 1) zu beklagen, sondern auch eine starke Uneinheitlichkeit zwischen Einrichtungen und Regionen: „Die Personalausstattung sowie die Anteile der Berufsgruppen variieren stark je nach Pflegesetting und auch nach Bundesland. Entsprechende Daten werden nicht systematisch erfasst und es gibt keine österreichweite Vorgabe für die Personalzusammensetzung" (Waldhausen et al., 2014, S. 25).

Abbildungen 2 und 3 geben die Anzahl von betreuten Personen und Pflegekräften wieder, jeweils aufgeschlüsselt nach Art der Pflegeleistung. Errechnet man anhand der offiziellen Daten die Betreuungsschlüssel (Abbildung 4), ergibt sich tatsächlich die von Waldhausen et al. angesprochene Unterschiedlichkeit zwischen den Pflegesettings. Auch fällt die recht gute Relation im Bereich der stationären Dienste auf. Möglicherweise wurde hier auch Personal auf den Stationen berücksichtigt, dass nicht (nur) in der eigentlichen Pflege tätig ist.

Mobile Dienste	Stationäre Dienste	Teilstationäre Dienste	Kurzzeit-pflege	Alternative Wohnformen	Case- und Care-management
139.013	71.821	5.983	4.916	11.140	69.398

Abb. 2: Pflege- und Betreuungsdienste in Österreich, 2012: Betreute Personen (Quelle: Statistik Austria 2014)

Mobile Dienste	Stationäre Dienste	Teilstationäre Dienste	Kurzzeit-pflege	Alternative Wohnformen	Case- und Care-management
12.081	33.455	419	204	1.915	183

Abb. 3: Pflege- und Betreuungsdienste in Österreich, 2012, Betreuungs-/Pflegepersonen (Vollzeitäquivalente) (Statistik Austria 2014)

Mobile Dienste	Stationäre Dienste	Teilstationäre Dienste	Kurzzeit-pflege	Alternative Wohnformen	Case- und Care-management
ca.11:1	ca. 2:1	ca. 15:1	ca. 25:1	ca. 5,5:1	ca. 350:1

Abb. 4: Betreuungsschlüssel aufgrund der Angaben in Abb. 2 und 3, Betreute Personen je Pflegekraft (eigene Berechnungen)

Sowohl für die Alten- als auch für die Krankenpflege gilt, dass aufgrund der mangelhaften Finanzierung der Einrichtungen Pflegekräfte nur mit einem relativ geringen Gehalt rechnen können. Immerhin ist eine große Zahl der Pflegekräfte mit unbefristeten Arbeitsverträgen sozialversicherungspflichtig angestellt (Krenn et al., 2010, S. 128). Zur schlechten Bezahlung kommt die Tatsache hinzu, dass die Arbeit psychisch und körperlich anstrengend ist. Viele Pflegekräfte wünschen sich gerade deswegen, ihre Arbeitszeit reduzieren zu können (Lubatsch, 2012, S. 8). Krenn et al. beschreiben in Fallstudien die Arbeitsbedingungen in mehreren mobilen Pflegediensten und haben die Vorgehensweise von Einrichtungen beobachtet, einigen Pflegenden „ein Beschäftigungsminimum von 90 Stunden im Monat zu garantieren und zusätzliche Stunden flexibel nach Auftragslage zu regeln" (Krenn et al., 2010, S. 128). Allerdings ist diese Möglichkeit durch neue rechtliche Regelungen (Kollektivvertrag) beschnitten worden. Dennoch bleibt der flexible Einsatz von Personal ein wichtiges Instrument in der betriebswirtschaftlich sinnvollen Organisation – zumindest mobiler – Pflegedienste. Die Forscher und die Forscherin beschreiben, dass die Arbeit mit „Poolkräften" möglich wird, die sich häufig zusätzlich zu ihrer Teilzeittätigkeit in einer stationären Einrichtung bei Bedarf in der Hauskrankenpflege einsetzen lassen (Krenn et al., 2010, S. 138).

Charakteristisch für die Pflegeberufe ist, dass sie als „Frauenberufe" gelten. Krenn et al. führen das auf die Geschichte der Pflege zurück und auf die „historische Konzipierung der Pflegearbeit als ‚Dienst am Nächsten'" (Krenn et al., 2010, S. 131). Die Einordnung als weibliche Tätigkeit wiederum führt zu geringer Anerkennung und niedriger Entlohnung. Krenn et al. bemängeln, dass die Anteile des Berufes, die sie interaktiv nennen, also die sozialen, personenorientierten und menschlich-zugewandten Anteile als ohnehin frauentypisch gelten und dass die Gesellschaft davon ausgeht, dass dies Aspekte eines Berufes sind, die nicht formalisiert erlernt werden (könnten), sondern der pflegenden Person von vornherein in der Persönlichkeit mitgegeben sind (2010, S. 132). So wird die „Verknüpfung von Weiblichkeitsideologie und beruflicher Tätigkeit" mit zu einem Grund für die mangelnde Wertschätzung der Pflegetätigkeiten, denn sie „verhindert zudem bis heute, dass die interaktiven Anteile und die dafür erforderlichen Fähigkeiten und Kompetenzen als erworbene und zu erlernende Qualifikationen anerkannt, im Berufsbild abgesichert und entsprechend bezahlt werden und dass Pflegeberufe zu Berufen mit anerkannten Qualifikationsprofilen und beruflichen Aufstiegsleitern werden" (Krenn et al., 2010, S. 131).

2.3 Erwartungen und Anforderungen an Pflegedienstleitungen

Die Weltgesundheitsorganisation (WHO, 2014) und der International Council of Nurses (ICN, 2014) definieren Pflege wie folgt: „Professionelle Pflege beinhaltet eigenverantwortliche und kooperative Sorge für Menschen allen Alters, Familien, Gruppen und Gemeinschaften, krank oder gesund und in allen Lebensumfeldern und -situationen. Sie umfasst die Gesundheitsförderung, die Krankheitsvermeidung und Pflege von Kranken, Beeinträchtigten und sterbenden Menschen. Beratung, Förderung einer sicheren Umwelt, Forschung, Teilhabe an der Entwicklung von Gesundheitspolitik und am Management von Gesundheitssystemen sowie Bildung sind ebenfalls Schlüsselaufgaben in der Pflege".

Neben dieser allgemeinen, international anerkannten Definition, ist es für diese Arbeit wichtig zu wissen, dass das Tätigkeits- und Aufgabenprofil einer Pflegedienstleitung in österreichischen Einrichtungen im Gesundheits- und Krankenpflegegesetz (GuKG) festgeschrieben ist. Der dortige § 26 legt die Aufgaben der Leitung fest. Dieser Paragraf bezieht sich zum einen auf Pflegedienste an einer Krankenanstalt und zum anderen auf Pflegedienste an Einrichtungen, die der Betreuung pflegebedürftiger Menschen dienen. Der Aufgabenkatalog beinhaltet „die Verantwortung für die Qualität der Pflege und für die Organisation der pflegerischen Maßnahmen in der gesamten Einrichtung" (GuKG BGBl I, 1997/1279). Im Einzelnen werden folgende Aufgaben aufgelistet, die zum Berufsbild dieser Leitungskräfte gehören:

- „Überwachung, Sicherung und Verbesserung der Pflegequalität und -organisation,
- Führung und Einsatz des Personals im Pflegebereich,
- Organisation und Überwachung des Sachmitteleinsatzes im Pflegebereich und
- Zusammenarbeit mit Einrichtungen, Organisationseinheiten und Berufsgruppen" (GuKG BGBl I, 1997/1279).

Die Stellenbeschreibung der Caritas für eine Pflegedienstleitung beispielsweise benennt als übergeordnete Ziele die Teamleitung und die Sicherstellung der Pflege. Diese sollen erreicht werden durch strategische und inhaltliche Verantwortung im Pflegebereich (zum Beispiel durch Einhaltung ihrer mit ihrem Vorgesetzten vereinbarten Ziele), Kooperationen (etwa durch die Teilnahme an Fachveranstaltungen) und finanzielle Ergebnisverantwortung (beinhaltet unter anderem Kenntnis der Förderverträge). Des Weiteren gehören zu den

Aufgaben: Qualitätssicherung (mithilfe von Caritas-Standards), Personalmanagement (Auswahl des Personals, Management der Arbeitszeiten, Einhaltung von Schutzbestimmungen, Einsatz und Begleitung der Mitarbeitenden usw.) und Öffentlichkeitsarbeit (im Rahmen geltender Standards) (Caritas, 2010).

3 Grundlagen guter Führung

3.1 Werte

Der Begriff des Führens ist in der allgemeinen Alltagskommunikation nicht unbedingt wertfrei. Boschert weist auf das zwiespältige Verhältnis hin, das manche Menschen mit dem Begriff aus der Vergangenheit heraus noch haben (2010, S. 43). Auch Vorurteile über die Zusammenhänge zwischen Führung und Macht bzw. Machtmissbrauch erschweren einen positiven Zugang zur Thematik.

In der Führung im Allgemeinen, besonders aber in der Führung von Pflegediensten, sind die Werte wichtig, die eine Führungskraft zu eben dieser Arbeit bewegt. Dahinter steht in der Arbeit mit Menschen, wie sie die Pflege eine ist, immer die Frage nach dem Menschenbild: Welche Einstellung zu den Pflegebedürftigen, zum Mitmenschen habe ich? Was bedeutet Alter für mich, was Krankheit und Leiden? Sehe ich das Leben in einem größeren – vielleicht spirituellen oder religiösen – Zusammenhang?

Da viele Träger von Gesundheits- und Pflegeeinrichtungen kirchlich angebunden sind, kann auch der Blick auf christliche Führungskonzepte hilfreich sein. Auch hier unterscheiden sich die Vorstellungen, was zum Teil mit unterschiedlicher konfessioneller Ausrichtung zusammenhängt. Verbreitet scheint die Ansicht zu sein, dass Grundlage einer christlich motivierten Führung nicht nur die Auseinandersetzung mit Anderen, sondern zuerst einmal mit sich selbst sein muss. Darauf weist Rohrhirsch im Vorwort seines Buches hin (2013, S. 8). Die Suche nach und Bewusstmachung der eigenen Werte wird vermutlich in christlich motivierter Führungsliteratur noch stärker betont als in anderen Texten. Dennoch warnt Rohrhirsch davor, das „Wertemäntelchen" hochzuhalten. Ihm scheint der Begriff der Würde zentral (2013, S. 9).

Lässt sich eine Führungskraft auf solche Werteüberlegungen ein, kann sie eine annehmende, wertschätzende Grundhaltung gegenüber den ihr anvertrauten Menschen entwickeln.

3.2 Führungskompetenzen

Eine Definition von Führung besagt: Führen bedeutet, Menschen zu Zielen zu bringen, die sie selbst für sinnvoll halten (Bernhard & Walsh, 2000, S. 19). Dieses Verständnis von Führung geht davon aus, dass es nicht um Machtausübung geht und auch nicht darum, von dritter Seite aufgestellte Ziele zu erreichen. Auch für eine Pflegedienstleitung gilt daher, dass Führen ein Prozess ist, an dem die „Geführten" teilhaben und der nicht (allein) dazu dienen sollte, unternehmerische oder andere Zielsetzungen eines Krankenhaus- oder Pflegedienstträgers zu erfüllen. Um solche Führungsaufgaben gut zu bewältigen, ist es hilfreich, sich verschiedener Kompetenzen bewusst zu werden, die für die Leitung von Teams oder Einrichtungen nützlich sein können. Verschiedene Kompetenzvorstellungen bieten hierfür einen Rahmen. Zum Beispiel verwendet die Caritas in einem ihrer Bereiche bestimmte Kategorien für ihre Stellenbeschreibung (Caritas, 2010). Sie erwartet demnach von Pflegedienstleitungskräften persönliche Fähigkeiten, Management-Fähigkeiten, fachliche Fähigkeiten und soziale Fähigkeiten. Ein anderes Modell benennt ebenfalls vier Kompetenzbereiche und bezeichnet diese als personale Kompetenz, Aktivitäts- und Handlungskompetenz, fachlich-methodische Kompetenz und sozial-kommunikative Kompetenz. Sie lassen sich folgendermaßen beschreiben (Schneider 2010, S. 7 f.).

Personale Kompetenz ist die Fähigkeit zu selbstreflexivem, selbstkritischem und dabei positivem Denken. Dazu gehört es, Prioritäten und Ziele zu setzen und diese konzentriert zu erreichen. „Die Einrichtungen werden von Tipps, Ratschlägen, Gesetzestexten und änderungen, (Experten-)Standards, Leitlinien und Fachbüchern überschwemmt" (Boschert, 2010, S. 13). Angesichts der Informationsflut gelte es, besonnen zu entscheiden, was davon weitergegeben werden sollte. Dies dient auch dazu, den Mitarbeitenden die Arbeit angenehm zu gestalten. Des Weiteren kann es motivierend auf die Kolleginnen und Kollegen wirken, sie zu guten, auf ihre Person passende Leistungen anzuregen, ohne sie dabei zu überfordern. Eine eigene Position und eine kundenorientierte Einstellung zu vertreten sowie realistische Einstellungen zum eigenen Können zu haben, gehören ebenfalls zu guten personalen Kompetenzen einer Leitungskraft.

Aktivitäts- und Handlungskompetenz zu haben bedeutet, die bestehenden eigenen Fähigkeiten und Ideen aber auch das aus der Kommunikation mit anderen Gelernte in Aktivitäten und Handlungen zielgerichtet zu nutzen. Die Überlegung „Warum ist mir diese Arbeit wichtig?" hilft, die eigenen Aktivitäts- und Handlungskompetenzen zu finden. So fällt es leichter,

Entscheidungen zu treffen und Ziele auch in schwierigen Phasen zu verfolgen. Wenig ist in der Literatur über kreative Kompetenzen von Führungskräften zu lesen. Das Arbeitsumfeld der Pflegekräfte und das Lebensumfeld der zu Pflegenden angenehm zu gestalten, könnte hilfreich für eine gelungene Gesundheitsversorgung sein. Ansprechende Möblierung, warme Farben und ein insgesamt wohnliches Ambiente gehören dazu. Boschert schlägt vor, Mahlzeiten zu „kulturellen Höhepunkten" des Alltags zu machen, eine „kulinarische und gemütliche Atmosphäre" zu schaffen, zeitliche Flexibilität für das Essen zu ermöglichen und so den Bedürfnissen von zu Pflegenden entgegenzukommen (2010, S. 18). Wichtig scheint, dass es gelingt, eine solche Atmosphäre für die Arbeitskräfte nicht zu einer zusätzlichen Belastung werden zu lassen, sondern sie teilhaben und mit genießen zu lassen.

Fachlich-methodische Kompetenzen sind Fachverstand und Kenntnisse der üblicherweise in einem Arbeitsbereich verwendeten Methoden und die Fähigkeit, diese situationsgerecht einzusetzen. Es gilt festzulegen, was der eigene Arbeitsbereich erreichen kann, wie die Arbeit konkret erledigt werden soll, welche Methoden nützlich sind, ob Neues eingeführt werden soll. Dies alles ist außerdem zu überwachen und zu kontrollieren.

Sozial-kommunikative Kompetenz hat, wer sich austauschen kann, sich mit anderen auseinandersetzt und mit ihnen zusammenarbeitet. Veränderungswünsche, die das Team äußert, müssen ernst genommen werden. Die Leitung muss ihre Mitarbeitenden beurteilen, aber auch Kritik von ihnen annehmen. Eine gute Arbeitsatmosphäre und dauerhafte Arbeitsbeziehungen schafft sie durch Freundlichkeit und Zugewandtheit gegenüber ihren Mitarbeitenden, sodass diese das Gefühl haben, sie bei Problemen vertrauensvoll ansprechen zu können. Wichtig könnte hierbei die Rolle der die Vorgesetzten sein, die in der Regel ja auch jede Führungskraft selbst hat, also die Personen, denen sie untergeordnet ist. Nur wenn eine Pflegedienstleitung sich in ein positives und wertschätzendes soziales und kommunikatives Gesamtumfeld eingebunden erlebt, kann sie dieses an ihr Team weitergeben.

3.3 Führungsstile

Als typische Führungsstile werden häufig die Kategorien autoritärer, demokratischer und laissez-faire-Stil genannt (Bernhard & Walsh, 2000, S. 74). Sie unterscheiden sich insbesondere durch das Maß an Kontrolle, die die Führungskraft für sich beansprucht und das

Maß an Freiheit, die sie ihrem Team zugesteht. Während die autoritäre Führungskraft die Schritte zur Erreichung eines Zieles selbst festlegt und die Mitarbeitenden erst nach und nach wissen lässt, was sie zu tun haben, lässt die demokratisch eingestellte Führungskraft ihre Teammitglieder über das Verfahren und die Einzelschritte abstimmen, bleibt aber begleitend und führend dabei. Wer nach dem laissez-faire-Stil führt, hält sich weitgehend aus dem Geschehen zurück und steht nur bei konkret geäußertem Hilfebedarf der Mitarbeitenden zur Verfügung. Über diese drei Führungsstile hinaus formulieren Bernhard und Walsh die transformationelle Führung als besonders angemessen. Veränderungsprozesse, Beziehungen und Toleranz sowie systemisches Denken und Zusammenarbeit stehen im Mittelpunkt dieser Führungsform (2000, S. 78). Für den Pflegebereich würde dieser Stil bedeuten, dass die Pflegedienstleitung die Pflegekräfte an der Entwicklung von Arbeitsprozessen beteiligt, ihnen wertschätzend gegenübertritt und sie in ihrer jeweiligen Entwicklung wohlwollend begleitet und fördert. Darüber hinaus sorgt sie für ein positives Arbeitsklima, sieht das Team als Ganzes und kooperiert kollegial mit anderen Stationen, Einrichtungen sowie Berufsgruppen.

3.4 Aspekte der Förderung von Mitarbeitenden

In seinem Buch „100 Fehler bei der Arbeitsorganisation und was Sie dagegen tun können" listet Herbert Müller tatsächlich in 100 Unterkapiteln 100 mögliche Fehler auf (2006). Der Autor stellt zur Strukturierung verschiedene Kategorien auf. So können Fehler gemacht werden in der Leistungserbringung und im Pflegeprozess. Sie können in den Rahmenbedingungen schon angelegt sein. Auch im Qualitäts- und Personalmanagement verbergen sich Fehlerquellen. Ausgewählte Aspekte des Personalmanagements und was dabei richtig gemacht werden kann, sollen in diesem Unterabschnitt beleuchtet werden.

Ein gutes Qualitätsmanagement ist ein wichtiges Führungsinstrument, das für eine ganze Einrichtung hilfreich sein kann. Eine Zertifizierung ist arbeitsintensiv, kann aber motivierend und strukturierend wirken. Leider gilt jedoch häufig: „Das positive Zertifizierungsergebnis [...] unterscheidet sich oft stark von der tatsächlich durchgeführten Pflege" (Boschert, 2010, S. 15). Um das zu vermeiden, ist es wichtig, Mitarbeitende in die Entwicklung von Standards mit einzubeziehen, damit sie sie nicht als unnötige Belastung empfinden, die sie noch zusätzlich zu ihrer eigentlichen Pflegearbeit ertragen müssen. Angesichts dünner

Personaldecken und ständiger Zeitknappheit scheint eine solche partizipative Entwicklung von Rahmenbedingungen jedoch selten möglich.

Ein Qualitätskriterium kann es sein, Mitarbeitende gemäß ihrer Ausbildung und ihrer Stärken einzusetzen. Dass dies nicht immer passiert, sondern dass qualifizierte Fachkräfte Hilfs- und Reinigungsarbeiten machen, während an andere Stelle Angelernte herausfordernde Pflegetätigkeiten übertragen bekommen, kritisiert Boschert als „Unwirtschaftlichkeit, verschenkte fachliche Ressourcen, unverantwortliches, nicht gesetzeskonformes Handeln" (2010, S. 19). Malik weist auf die Wichtigkeit von Stärken hin, die auch im Bereich von sogenannten Soft Skills liegen können (zum Beispiel soziales Verhalten, Interessen oder Persönlichkeitsmerkmale). „Der Grundsatz der Stärkennutzung hat größte Konsequenzen (...) für die Auswahl von Menschen, deren Ausbildung, für die Stellenbildung und Stellenbesetzung, für die Leistungsbeurteilung und für die Potenzialanalyse" (Malik, 2014, S. 115). Es sei davor zu warnen, es als Personalentwicklung zu bezeichnen, wenn Menschen in Organisationen dazu gebracht werden sollen, ihre Schwächen zu bekämpfen. Vielmehr müsse es darum gehen zu erkennen, wer in welchen Bereichen Stärken hat und ihn dort einzusetzen (Malik, 2014, S. 122). Ähnlich äußert sich Boschert: Einen Mitarbeiter anzuregen, seine Schwächen zu bearbeiten, macht ihn „wenn überhaupt, nur mittelmäßiger" (Boschert, 2010, S. 42).

„Altenpflege ist ein vielfältiges Beziehungsgeschehen. Altenpflege ist Beziehungsarbeit. Und: Beziehungsarbeit ist Gefühlsarbeit" (Lummer, 2001, S. 12). Diese Beziehungen und Gefühle bestehen zwischen Pflegekräften und zu Pflegenden, aber auch zwischen den Pflegekräften sowie zwischen Fach- und Führungskräften. Aus den einzelnen Individuen ein Team zu machen, ist vielen Leitungskräften ein Anliegen – auch aus einer Verantwortung für den Einzelnen heraus, für den die Einbindung in das Kollegium am Arbeitsplatz wichtig sein kann. Dabei jedoch auch die Beziehung zwischen den Teams etwa unterschiedlicher Wohnbereiche im Auge zu behalten und positiv zu steuern, ist eine zusätzliche Herausforderung (Boschert, 2010, S. 14).

4 Die Untersuchung

4.1 Empirisch forschen

Im Rahmen der hier vorgelegten Arbeit ist eine empirische Untersuchung durchgeführt worden. Ebster und Stalzer übersetzen den Begriff der Empirie mit „'Erfahrung sammeln' oder auch ,auf Erfahrung beruhend'" (Ebster & Stalzer, 2008, S. 138). Zur Durchführung einer empirischen Untersuchung ist es notwendig, sich einen Einblick in bereits durchgeführte Forschung des gleichen Fachgebietes zu verschaffen und zu prüfen, welche Erfahrungen schon vorliegen. In Forschungen bleiben häufig Fragen offen und jede Analyse wirft wieder neue Probleme auf. Für das Design einer Forschungsarbeit dienen also die schon gewonnenen Erkenntnisse anderer Wissenschaftler und Wissenschaftlerinnen als Grundlage. Sie helfen, zum Beispiel bei der Erstellung eines Fragebogens die relevanten Fragen zu stellen.

Dieses vierte Kapitel will einige Überlegungen dahin gehend anstellen, welche Belastungen für Pflegedienstleitungen in der pflegewissenschaftlichen Literatur genannt werden. In unterschiedlichen Forschungen und Beobachtungen haben Autoren und Autorinnen Vermutungen und Erkenntnisse über Arbeitsbelastungen bei Führungskräften in der Pflege geäußert – so etwa Meussling-Sentpali (2014), Henze & Piechotta (2004) oder Borchart, Galatsch, Dichter, Schmidt & Hasselhorn im Rahmen der NEXT-Studie (2011). Das Gleiche gilt auch für die Frage, welche Bewältigungsmöglichkeiten für diese Belastungen es gibt. Auch hier wurden Forschungen durchgeführt oder Erkenntnisse zusammengetragen – zum Beispiel von Bernhard & Walsh (2000), Hinterwallner (2011) oder von Schneider (2010). Einige dieser Ergebnisse und Überlegungen werden in den folgenden beiden Abschnitten wiedergegeben.

4.2 Bekannte und verbreitete Belastungsfaktoren in der Pflege

Als Definition von Belastung im Bereich von Arbeit kann formuliert werden, dass es sich um „Arbeitsbedingungen und -anforderungen (handelt,) von denen der/die Arbeitende beeinträchtigt wird" (Hinterwallner, 2011, S. 19). Von einer „Berufsflucht von Altenpflegern" spricht darüber hinaus Lummer und beklagt, dass die Einarbeitung neuer Mitarbeitender und die Anleitung von Auszubildenden ungenügend seien, was zu Unzufriedenheit schon bei Einsteigern und Einsteigerinnen führe (Lummer, 2001, S. 9 f.). In seiner Untersuchung über ältere Pflegekräfte zeigt Hien, dass in der Pflege tätige Männer und Frauen mit zunehmendem Alter und nach längerer Berufstätigkeit vermehrt psychisch krank werden. Bei Frauen fällt auf, dass sie im Krankheitsfall relativ lange krank sind und die Arbeitsunfähigkeitstage auf ein hohes Niveau steigen. Bei Männern äußert sich die psychische Belastung in vergleichsweise vielen Frühberentungsfällen (Hien, 2009, S. 70) und das, obwohl sie auch bei weiblichen Pflegekräften sehr hoch ist: „Die Frühberentungsquote [...] hat bei den Krankenschwestern mittlerweile die 40-Prozent-Marke erreicht, bei den Altenpflegekräften liegt sie knapp unter der 35-Prozent-Marke“ (Hien, 2009, S. 12 f.). In der Einleitung ihres Buches schreibt Lubatsch, dass ihr Forschungsteam von der Hypothese ausgegangen ist, „dass viele Pflegepersonen an die Grenzen ihrer Kraft angelangt sind und ihnen der Sinn in ihrer Arbeit verloren gegangen ist“ (2012, S. 2). Was genau verbirgt sich hinter „Berufsflucht“, erhöhten Frühberentungsquoten und was ist mit den erreichten Grenzen gemeint?

Mit den Arbeitsbelastungen in der Pflege hat sich unter anderem eine europäische Studie beschäftigt, die NEXT-Studie (Borchart et al., 2011). Im Zeitraum von insgesamt 2002 bis 2011 wurden Daten in zehn Ländern (allerdings nicht in Österreich) erhoben und ausgewertet. Im Rahmen der NEXT-Studie wurde unter anderem gefragt, aus welchen Gründen Pflegekräfte eine Stelle kündigen bzw. ihren Beruf aufgeben. In der Studie wurden drei Unterpunkte definiert, zu denen Pflegekräfte unter anderem befragt wurden: Arbeitsorganisation, körperliche Faktoren und psychosoziale Aspekte (Borchart et al., 2011). Diese thematische Einteilung soll für die hier vorliegende Arbeit in der Weise übernommen werden, dass die vielfältigen, häufig unstrukturiert in der Literatur genannten Belastungsfaktoren diesen Unterpunkten zugeordnet werden. So wird eine Systematik erstellt, mit deren Hilfe im weiteren Verlauf auch die Bewältigungsstrategien sowie die Fragen und Antworten des Fragebogens und schließlich die Ergebnisse der Untersuchung strukturiert und analysiert werden können.

4.2.1 Arbeitsorganisation

Für Mehlan, Engels, Blass, Kirchen-Peters & Geiger sind „Arbeitsorganisation“ und „Arbeitszeitgestaltung“ problematische Bereiche in der Pflege (2012, S. 2). Auch die NEXT-Studie sieht belastende Faktoren in der Arbeitsorganisation, und zwar insbesondere das Arbeiten im Schichtsystem. Sie weist damit auf Arbeitszeiten als einen der wichtigen

Belastungsfaktoren in der Pflege hin, denn zum Schichtdienst kommen häufige Wochenendarbeit oder kurzfristige Vertretungen hinzu und auch Pflegedienstleitungen müssen hier manches Mal „einspringen". Personalknappheit kann sowohl Auslöser als auch Konsequenz dieser Situationen sein.

Eng begrenzte Zeitressourcen können unter anderem zu einem Mangel an Kommunikation führen. In der Pflege, insbesondere in Leitungsfunktionen, muss mit Mitarbeitenden, mit den zu Pflegenden und Angehörigen ebenso kommuniziert werden wie mit Kooperationspartnern, also Ärztinnen, Apotheken oder Vertretern. „Angesichts einer dynamischen und komplexen Unternehmensumwelt liegt diversen Studien zufolge einer der Hauptengpässe der Unternehmensführung in der Zeit und in der Aufmerksamkeit der Führungskräfte. Das bedeutet, Führungskräfte stehen weniger vor dem Problem, ihre Führungsaufgaben fachlich zu bewältigen, sondern sie stoßen vielmehr an die Grenzen ihrer zeitlichen Ressourcen" (Rausch, 2008, S. 367). Gerade Gespräche sind jedoch notwendig für Pflegedienstleitungen, um eine gute Beziehung zu ihrem Team aufzubauen und für die so wichtige wertschätzende Atmosphäre zu sorgen.

Neben organisationsbezogenen Belastungen, die mit der eigentlichen Pflegearbeit oder der Leitungsverantwortung zu tun haben, sind Pflegedienstleitungen konfrontiert mit strukturellen Schwierigkeiten innerhalb ihrer Einrichtung und dem dahinter stehenden Träger. Die ökonomische Ausrichtung sowie geringer finanzieller und sonstiger Handlungsspielraum sind Rahmenbedingungen, die es „nahezu unmöglich machen, effiziente, effektive und qualitativ hochwertige Arbeit zu leisten" (Zimpel, 2004, S. 176). Sie können bei Personen, die im mittleren Management tätig sind, zu Frustration führen. Nach Hien haben manche Pflegeführungskräfte den Eindruck, als hätte die „Organisation [...] kein Interesse daran, die Potenziale des Betroffenen zu erkennen und zu fördern" (Hien, 2009, S. 12).

4.2.2 Körperliche Faktoren

Mehlan et al. weisen auf „Handhabung von Lasten" als eines der zentralen Problemfelder der Altenpflege hin sowie auf „Sensibilisierung und gesundheitsbewusstes Verhalten" (2012, S. 2). Auch die NEXT-Studie fragt nach der körperlichen Belastung im Pflegealltag durch Heben und Tragen und wie sich diese auf die Gesundheit der Pflegekräfte auswirkt. Aufgabe der Pflegedienstleitung ist es, auf die Gesunderhaltung ihrer Mitarbeitenden zu achten, also zum Beispiel auf rückengerechte Hebemethoden oder die richtige Nutzung technischer Hilfsmittel (Sozialministerium Arbeitsinspektion, 2006). In der Realität ist die Erfüllung solcher Vorgaben jedoch manchmal schwierig (Mehlan et al., 2012, S. 2 f.). Konkret schreibt Zimpel: „Selbst wenn es Hilfsmittel [...] gibt, sieht die Praxis so aus, dass viele Mitarbeiter im Umgang damit unsicher sind, es an Zeit mangelt, sich eine zweite Pflegekraft zu holen, der Weg zum Hilfsmittel zu lang ist usw." (Zimpel, 2004, S. 174).

Auch dürften Schichtwechsel zwischen Tages- und Nachtschichten Auswirkungen auf die körperliche Gesundheit haben, zum Beispiel, weil sie ein gesundes Schlafverhalten erschweren. Als ein weiteres Problemfeld kann „Hygiene – mikrobiologische Belastungen und Gefahrstoffe" gelten (Mehlan et al., 2000, S. 2).

4.2.3 Psychosoziale Aspekte

Die Autoren und Autorinnen der NEXT-Studie fragten hier nach der Bedeutung von (fehlender) Anerkennung und beruflicher Perspektive für die psychische Gesundheit des Pflegepersonals. In eine ähnliche Richtung gehen die von Mehlan et al. genannten Problemfelder „psychische Belastungen durch Zusammenarbeit und Führung" und „psychische Belastungen durch Bewohner- und Angehörigenverhalten" (2012, S. 2). Letzteres beziffern sie in einer Umfrage: „Als Schwierigkeiten benennen hier 84 % (N=179) überhöhte Ansprüche und 49 % erleben häufige Unstimmigkeiten mit den Angehörigen" (Mehlan et al., 2012, S. 4).

Hinterwallner nennt als Beispiel für psychische Belastungen die Konfrontation mit dem Leid der Patienten und Patientinnen (2011, S. 20) und fragt, wie Pflegekräfte es schaffen, „mit schwerkranken, sterbenden Menschen umzugehen, ohne dabei die Lasten und die Leiden der PatientInnen auf sich zu nehmen und selbst krank zu werden" (2011, S. 8). Auch Lubatsch geht auf das Thema Leiden ein. Sie betont, dass hier Extremsituationen menschlichen Lebens verarbeitet werden müssen: „Pflegepersonen erleben in ihrem Berufsalltag tagtäglich ethische Dilemmata – Situationen, in denen nicht eindeutig ist, was ‚gutes' Handeln ist. Sie erleben Krankheit, Behinderung, Sterben und Tod" (Lubatsch, o. J, S. 4). Sie erläutert, dass Pflegekräfte hier mit Urerfahrungen menschlichen Miterlebens zu tun haben, die auch sie selbst in ihrem Menschsein und ihrer Mitmenschlichkeit berühren (Lubatsch o. J.: 4). Vermutlich wird häufig davon ausgegangen, dass Pflegekräfte diese Situationen immer wieder erleben und dadurch die Besonderheit und Tiefe nicht mehr wahrnehmen, was dazu führen würde, dass auch keine Belastung mehr davon für sie ausgeht. Hierzu sollte weiter geforscht werden, denn es kann ebenso vermutet werden, dass die Belastung höchstens verdrängt wird, um den Berufsalltag bewältigen zu können. Dann würden solche „existentiellen Erfahrungen" auch auf Dauer „Schrecken auslösen, überfordern, Flucht auslösen" (Lubatsch, o. J., S. 4).

Das Phänomen des Burn-outs wurde für die Arbeitswelt insgesamt, aber insbesondere für die Tätigkeiten in der Pflege sehr umfangreich untersucht. Einerseits bleiben nach wie vor viele Fragen offen, die das Burn-out-Syndrom betreffen: Handelt es sich wirklich um eine Krankheit? Ist es eine Modeerscheinung? Verbergen sich andere, nicht erkannte psychische Leiden wie etwa Depression dahinter? Andererseits gibt es unabhängig davon in der Forschung weitgehend Konsens darüber, dass Menschen unter diesem Syndrom leiden und dass individuelle und organisationale Faktoren eine Rolle spielen (Prieß, 2013). Zu letzteren tragen unter anderem „mangelnde Ressourcen" und „geringe Einflussmöglichkeiten" bei und in der Pflege Aspekte wie „mangelnde Berufsattraktivität oder hohe gesellschaftliche Erwartungen" (Meussling-Sentpali, 2014, S. 24). Als problematisch muss gesehen werden, dass gerade besonders engagierte und häufig Überstunden leistende Mitarbeitende anfällig sind für erschöpfungsbedingte Krankheiten. Meussling-Sentpali weist auf einen Teufelskreis hin, der hier unbemerkt entstehen kann: „Allerdings ist davon auszugehen, dass diese Überstunden anfallen, weil die kontinuierlich steigenden Krankheitszeiten überlasteter Mitarbeiter von den Kollegen aufgefangen werden müssen und so ein Kreislauf entsteht" (2014, S. 25).

4.3 Mögliche Bewältigungsstrategien von Pflegeführungskräften

Ebenso wie verschiedene Autoren und Autorinnen, die sich der Untersuchung von Belastungsfaktoren in der Pflege gewidmet haben, haben Forscherinnen und Forscher Bewältigungsmechanismen betrachtet, und zwar auch und insbesondere in Bezug auf Führungskräfte in der Pflege (zum Beispiel Mehlan et al., 2012; Lummer, 2014; Bernhard & Walsh, 2000).

Die unter den Pflegedienstleitungen der Tiroler Pflegeeinrichtungen durchgeführte Befragung der hier vorliegenden Arbeit hat Angaben über Belastungsfaktoren gesammelt. Es ist möglich, dass sich darin indirekt auch Hinweise auf Entlastungs- und Bewältigungsstrategien finden. Daher sollen einige der Möglichkeiten zur Entlastung hier aufgeführt werden, die sich in der theoretischen Literatur über Führung in der Pflege finden. Diese können dann – ähnlich wie wissenschaftliche Hypothesen – verglichen werden mit den in der Umfrage gegebenenfalls zu findenden Bewältigungsmethoden, um so ein komplexeres Bild von Be- und Entlastungsaspekten entwickeln zu können. Die Beispiele der in der Literatur zu findenden Hinweise werden der Übersichtlichkeit halber geclustert: in organisatorische Führungsaspekte, körperliche und sonstige Gesundheit sowie psychosoziale Bereiche.

4.3.1 Führungsorganisation

Durchdachte Führungskonzepte, das heißt, systematische, konsequente und vermittelbare Vorstellungen über Personal- und Organisationsleitung sind hilfreiche Instrumente für eine möglichst konfliktfreie Leitungstätigkeit. Solche Konzepte vermitteln Transparenz in der Führung und geben den Mitarbeitenden, aber auch der Führungskraft selbst, ein Gefühl von Sicherheit und Gerechtigkeit. Sind die Erwartungen der Leitung vorhersehbar und verständlich und für alle Mitarbeitenden gleich, erleichtert dies den Arbeitsalltag. Es ist entlastend, wenn Führungsentscheidungen nicht immer wieder – je nach Situation – neu getroffen werden müssen, sondern wenn es Schemata gibt, auf die in vielen Fällen zurückgegriffen werden kann (Lummer, 2014, S. 24 ff.). Auch eine vorausschauende Personalplanung erleichtert die Führung. Zu wissen, wer wann in Rente geht, wie die Altersdurchmischung des Teams ist, welche Personalentwicklungsbedarfe aufkommen werden und anderes mehr, hilft der Führungskraft, gelassener in die Zukunft sehen (Lummer, 2014, S. 11 f.).

Neben Klarheit im Führungsverhalten gilt auch Partizipation als wichtig für einen bewältigbaren Pflegealltag. Untersuchungen haben gezeigt, dass es hilfreich für die Erreichung von Zielen ist, wenn die Mitarbeitenden sich mit ihnen identifizieren können (Mehlan et al., 2012, S. 3). Für diese Identifikation ist ein gemeinsames Erarbeiten der Ziele sinnvoll. „Mitarbeiter schätzen die unmittelbare soziale Interaktion, weil sie das subjektive Gefühl der Wichtigkeit empfinden, wenn der Vorgesetzte sich Zeit nimmt für Gespräche“

(Rausch, 2008, S. 59). Konkret schlagen Mehlan et al. Verbesserungen in den Aufnahmeprozessen (u. a. stärkerer Fokus auf Biografie neuer Bewohner und Bewohnerinnen), Ermöglichung von intensiven aber informellen Gesprächen in Form von Kurzkontakten zwischen Pflegenden und Pflegebedürftigen und andere Verfahrensverbesserungen und -klärungen vor (Mehlan et al., 2012, S. 6 f.).

4.3.2 Gesundheit

Lummer beschreibt das Konzept der Arbeitsbewältigungsfähigkeit: Diese existiert dann, „wenn ein Gleichgewicht zwischen den Arbeitsanforderungen des Betriebes auf der einen Seite und der Fähigkeit, diese zu erfüllen, auf der anderen Seite besteht“ (Lummer, 2014, S. 13). Die Arbeitsbewältigungsfähigkeit oder Work Ability kann mit dem Work Ability Index (WAI) gemessen werden. Dazu werden Gesundheit und Leistungsfähigkeit, Kompetenzen, Werte/Einstellungen/Motivation und Arbeit/Arbeitsumgebung/Führung erfasst, mithilfe von Zahlen auf einer Skala beziffert und zueinander in Bezug gesetzt.

Wichtig ist dabei die subjektive, also eigene Einschätzung jeder Arbeitskraft. Mit diesem Index kann auch eine Führungskraft sich selbst einschätzen und möglicherweise Änderungsbedarfe erkennen und bearbeiten. Eine Pflegedienstleitung kann mit dem WAI Erkenntnisse über ihre eigenen Belastungsgrenzen und damit auch über passende Bewältigungsmöglichkeiten gewinnen.

Mögliches Ergebnis einer solchen Analyse kann es sein, dass auch die Führungskraft für sich Weiterbildung in Anspruch nehmen möchte, etwa, um den Arbeitsplatz als Entwicklungsmöglichkeit wahrnehmen zu können (Lummer, 2014, S. 112). Auch können Hinweise darauf erkannt werden, dass die Leitungskraft Achtsamkeit in Bezug auf sich selbst und ihre körperliche Gesundheit walten lassen (Lummer, 2014, S. 61) und beispielsweise die richtigen Entspannungsformen für sich finden sollte (Lummer, 2014, S. 79).

4.3.3 Soziales und Psyche

Mit ihrer Aussage, dass die „im Arbeitsschutz häufig zu beobachtende Fokussierung auf Themen des somatischen Gesundheitsschutzes“ (Mehlan et al., 2012, S. 4) den eigentlichen

Belastungen, etwa durch Bewohner- und Angehörigenverhalten, „nicht ausreichend gerecht“ wird, fassen Mehlan et al. zusammen, dass Entlastung einen großen Anteil seelisch-sozialer und nicht nur körperlicher Komponenten braucht. Sie empfehlen konkret ein systematisches Beschwerdemanagement und den Erwerb von mehr kommunikativen Kenntnissen (Mehlan et al., 2012, S. 5).

Lummer sucht nach Möglichkeiten auf einer tieferen, inner-persönlichen Ebene. Er betont die Bedeutung von Werten. Wer sich auf seine Werte besinnt, findet Antworten auf verschiedene Fragen: Was trägt mich durch den Arbeitsalltag? Warum ist mir diese Arbeit wichtig, was möchte ich weitergeben? (Lummer, 2014, S. 41). Auch kann es entlastend wirken, sich die Zukunftsperspektiven und Wichtigkeit des Pflegeberufs vor Augen zu führen (Lummer, 2014, S. 8 f.), den auch Bernhard & Walsh formulieren: „Ein Beruf rechtfertigt seine Existenz durch Identifikation mit abstrakten Wertvorstellungen, über die ein allgemeiner gesellschaftlicher Konsens besteht“ (Bernhard & Walsh, 2000, S. 4).

Dabei gilt es dennoch, ein ausgewogenes Verhältnis von Nähe und Distanz zu erhalten oder zu entwickeln – zu den Patienten und Patientinnen, zu den Mitarbeitenden und zur Arbeit insgesamt. So kann übermäßiges Engagement vermieden werden. Denn ebenso, wie es wichtig ist, „Overcommitment“ im Team zu verhindern, sollte die Führungskraft bei sich selbst überprüfen, wie weit ihr Einsatz reicht und ob – aufgrund zu großen Eifers und zu geringer Rückzugsmöglichkeiten im Privaten – möglicherweise ein Burn-out drohen kann (Lummer, 2014, S. 87 ff.).

5 Die Befragung

5.1 Methode

Nach Mayring muss qualitative empirische Forschung wie die hier vorliegende bestimmte Kriterien erfüllen, um einem Wissenschaftsanspruch zu genügen (Mayring, 2010). Das Forschungsvorgehen sollte sich nach einem allgemein verwendbaren Ablaufschema ausrichten. In Bezug auf diese Arbeit sind demnach folgende Fragen zu bearbeiten:

- Was wird insgesamt gefragt/was soll herausgefunden werden?
- Was gibt es schon an Theorien und Bekanntem?
- Wie wird vorgegangen und warum?
- Wer wird befragt bzw. wie werden die Befragten ausgewählt?
- Wird quantitativ oder qualitativ gefragt oder beides? Wie wird ausgewertet?
- Welche Ergebnisse werden gefunden?
- Welche Hinweise zu Beantwortung der Ausgangsfrage werden generiert?
- Was kann als generelle Erkenntnisse abgeleitet werden?
- Was gibt es Kritisches zu sagen?

Der erste Aspekt wurde in Kapitel 1 (Untersuchungsanliegen), der zweite in den Kapitel 2, 3 und 4 (aktuelle Situation, Erwartungen und Anforderungen und bekannte Belastungs- und Entlastungsfaktoren) behandelt. Im Folgenden werden nun das ausgewählte Vorgehen und die Befragung mit ihren Ergebnissen dargelegt sowie Antworten in Bezug auf das Forschungsanliegen und darüber hinausgehende Erkenntnisse formuliert und kritisch beleuchtet

5.2 Umfrage

5.2.1 Fragebogen, Rücklauf

Zur Beantwortung der Forschungsfragen wurde ein Fragebogen entwickelt, der den Pflegedienstleitungen der Pflegeheime in Kärnten zur Beantwortung gegeben wurde. Der Fragebogen wurde den Teilnehmenden im Onlineverfahren zur Verfügung gestellt. Er war über einen Link aufrufbar. Eine Angabe über den Bearbeitungsstand in Prozent (zum Beispiel „26 % abgeschlossen") deutete darauf hin, wie viele Fragen noch zu beantworten waren. Die Führungskräfte wurden einige Zeit vor der Durchführung informiert, dass sie einen Fragebogen erhalten würden. Dadurch war der Rücklauf mit 28 Teilnehmenden bei 80 Angefragten recht gut und es ist mit 35 % eine Stichprobe entstanden, die verlässliche Rückschlüsse auf Pflegedienstleitungen in der Caritas aber auch in Einrichtungen anderer Träger zulässt.

5.2.2 Teilnehmende und ihre Einrichtungen

Die Befragten sind unterschiedliche lange in der Position der Pflegedienstleitung – die Angaben liegen zwischen einem und 21 Jahren. Die durchschnittliche Dauer liegt bei 17 Jahren, obwohl dieser Wert nicht sehr aussagekräftig ist, da nur fünf Personen seit zehn Jahren und länger als Pflegedienstleitung arbeiten, während das Gros, nämlich 23 Personen, zwischen einem und acht Jahren tätig ist. 15 Kräfte, das heißt über 53 Prozent der Antwortenden, sind erst seit maximal drei Jahren als Pflegedienstleitung tätig.

Fast alle, nämlich 26 Teilnehmende beschreiben aus einer Auswahl (demokratisch, autoritär, laissez-fair) ihren Führungsstil als demokratisch. Nur eine Person nimmt die Möglichkeit wahr, einen anderen Stil zu benennen („situativ"), eine weitere antwortet hier nicht.

Die zweite Datenabfrage des Bogens fragt nach der Größe der Einrichtung, genauer gesagt, nach der Anzahl der Mitarbeitenden. Es werden zwischen 12 und 60 Mitarbeitende angegeben, damit im Schnitt 38,5. 25 der befragten 28 Einrichtungen haben jeweils zwischen 20 und 40 Mitarbeitende.

5.2.3 Ergebnisse

Bewertung der Tätigkeiten

Die Fragen mit den Nummern 1 bis 5 sind als Ankreuzfragen konzipiert. Hier wird nach den Tätigkeiten der Pflegedienstleitungen gefragt. Es werden 13 Tätigkeiten vorgegeben und gefragt, welche davon im Laufe des Tages am häufigsten durchgeführt werden, welche nach Meinung der befragten Person die wichtigsten Tätigkeiten sind, welche als besonders zeitraubend und welche als leicht bzw. schwer zu bewältigen empfunden werden. Die Angaben zeigen: Am häufigsten werden Gespräche mit Mitarbeitern geführt (diese Antwort wurde von 20 Personen angekreuzt) sowie mit Bewohnern und Angehörigen (jeweils 14 Kreuze). Ein großer Teil der Arbeitszeit wird außerdem für Verwaltungsaufgaben aufgewendet (von 14 Personen als eine der häufigsten Tätigkeiten angegeben). Gespräche sind nicht nur häufig, sondern werden auch als besonders wichtig eingeschätzt: Fast alle Befragten, nämlich 27 Personen, gaben Gespräche mit Mitarbeitern als eine ihrer wichtigsten Tätigkeiten an, gefolgt wiederum von Gesprächen mit Bewohnern (18 Mal angekreuzt) und Angehörigen (13). Weiterhin wichtig ist die Überprüfung der Dokumentation (11), die auch viel Zeit beansprucht (ebenfalls 11). Zeitintensiv sind außerdem die monatliche Dienstplangestaltung (13) sowie weitere Verwaltungsaufgaben (13).

Bezüglich der beruflichen Belastungen und Bewältigungskapazitäten wird angegeben, dass die Überprüfung der Dokumentation, die zwar als zeitraubend bezeichnet wird, gut zu bewältigen ist (14). Weiterhin sind Gespräche mit Mitarbeitern (13), Bewohnern (14) und Angehörigen (12) wichtig und häufig, aber ebenfalls bewältigbar. Hingegen sind die Pflegevisite (14) und Änderungen im Dienstplan etwa wegen Krankheit (11) schwer zu bewältigen. Auffällig ist, dass Angehörigengespräche von 11 Befragten als schwer zu bewältigen angekreuzt werden, während diese Gespräche bei Frage 4 von vielen gerade als leicht bewältigbar eingeschätzt werden. Für die Gespräche mit Bewohnern und Mitarbeitern ist diese Diskrepanz nicht zu erkennen: Nur zwei bzw. drei Pflegedienstleitungen empfinden diese als schwer zu bewältigen. Von sieben Personen werden darüber hinaus Verwaltungsaufgaben als schwer bewältigbar eingestuft.

Tätigkeit	am häufigsten	am wichtigsten	zeit-raubend	leicht zu bewältigen	schwer zu bewältigen
Pflegevisite	0	5	5	5	14
Kontrolle der freiheitsbeschränkenden Maßnahmen	0	0	0	6	2
Überprüfung der Dokumentation	10	11	11	14	4
Monatliche Dienstplangestaltung	2	5	13	7	9
Änderungen im Dienstplan	9	0	0	0	11
Urlaubsplanung	0	0	0	3	3
Gespräche mit Vertretern	0	0	4	4	1
Gespräche mit Mitarbeitern	20	27	1	13	2
Gespräche mit Bewohnern	14	18	0	14	3
Gespräche mit Angehörigen	14	13	7	12	11
Gespräche mit Ärzten	0	0	0	1	4
Gespräche mit Apotheken	0	0	0	2	0
Verwaltungsaufgaben	14	5	13	2	7

Abb. 5: Übersicht über die Angaben zu den Fragen 1 bis 5 des Fragebogens

In der letzten Frage des Bogens werden die Pflegedienstleitungen um einen Wert auf einer Skala von 1 bis 10 gebeten, um zu erfassen, als wie belastend sie ihre Tätigkeit wahrnehmen. Alle Befragten machten hier eine Angabe. Sie vergaben Werte von 1 bis 9, der Durchschnitt liegt bei 6,2. Teilt man die Skala in hohe und niedrige Werte auf, so liegen deutlich mehr Antworten über der Mitte und über dem Durchschnitt (Werte 1-5: 11-mal vergeben, Werte 6-10: 17-mal vergeben).

(Fehlende) Ressource Zeit

Mehrere Fragen der Erhebung haben das Thema Zeit im Fokus. Es wird gefragt, ob die Führungskräfte in ihrem Zeitmanagement genug Spielraum hätten, um sich ihre Aufgaben frei einzuteilen bzw. wofür sie gerne mehr Zeit hätten und ob sie Zeit für Kommunikation mit Mitarbeitern, Bewohnern und Angehörigen hätten. Zwar wird von einigen auf Zeitmangel verwiesen, insgesamt jedoch überwiegen Aussagen, die auf ausreichend Zeit verweisen. So geben 20 der 28 Rückmelder und Rückmelderinnen an, genug Spielraum für ihre Aufgaben zu haben (ja: 8, eher ja: 12) und auch für Kommunikation bleibt für 22 Leitungskräfte ausreichend Zeit in Bezug auf Mitarbeitende (ja: 12, eher ja: 10), für 20 in Bezug auf

Bewohner und Bewohnerinnen (ja: 6, eher ja: 14) und für 22 in Bezug auf Angehörige (ja: 10, eher ja: 12).

Zwei der Befragten haben auf die Frage geantwortet, wofür sie gerne mehr Zeit hätten:

- mehr Zeit für Mitarbeiter, Bewohner, Angehörige
- Gespräche, Qualitätsüberprüfungen, Mitarbeitergespräche, Teambuildingaktivitäten, Bewohnerbeirat/Angehörigenstammtisch

Freie Angaben zu Belastungsfaktoren

Der Fragebogen enthält mehrere Fragen, die die Befragten nicht durch Ankreuzen oder Bewerten beantworten, sondern bei denen sie die Möglichkeit haben, eigene Antworten in Sätzen oder Stichworten zu formulieren. Lediglich zwei Befragte machten hier gar keine Angaben. Bei der Frage „Welche Bereiche in Ihrem Beruf empfinden Sie als besonders belastend?“ gibt eine Person an, „momentan keine“ Belastungen zu erleben. Alle anderen Antworten enthalten Formulierungen zu Belastungsfaktoren.

Die Offenheit des Fragedesigns dieser Frage 9 (und auch der Fragen 10 und 11) bringt eine Vielzahl von Hinweisen hervor. Daher ist es sinnvoll, die genannten Aspekte zu inhaltlichen Gruppen (Clustern) zusammenzufassen. Dabei ergeben sich für Frage 9 die Cluster Personal, Verwaltung, Kontrollen, Arbeit/Freizeit, Angehörige und Führungsrolle und daraus folgendes Bild:

Personal	**Verwaltung**	**Kontrollen**
9 Nennungen, u. a.: Gesetzliche Vorgaben zum Personalschlüssel keine Reserven bei Krankenständen, Überbelastung der Mitarbeiter	2 Nennungen: Verwaltungsaufgaben hoher Verwaltungsaufwand	3 Nennungen: zu viele Kontrollen – MA haben Angst Kontrollen vom Land Kontrollorgane
Arbeit/Freizeit	**Angehörige**	**Führungsrolle**
2 Nennungen: Balance zwischen Arbeit und Freizeit Erledigung von Arbeit in der Freizeit	6 Nennungen, u. a.: Beschwerden Angehörige (mischen sich ständig ein und fordern) Konfliktgespräche mit Angehörigen	7 Nennungen, u. a.: Sandwichposition: Geschäftsleitung – Mitarbeiter – gesetzliche Vorgaben inkompetente Vorgesetzte

Abb. 6: Geclusterte Antworten zu Frage 9 des Fragebogens

(„Welche Bereiche in Ihrem Beruf empfinden Sie als besonders belastend?“)

Freie Angaben zu Verbesserungsvorschlägen für die Pflegeausbildung

Mit Frage 10 werden die Befragten um ihre Vorschläge zum „Verbesserungspotenzial in der Ausbildung zur Pflegedienstleitung“ gebeten. Eine Person ist mit der Ausbildung zufrieden, eine weitere hat sie gerade erst begonnen, weitere haben „keine Verbesserungsvorschläge“ oder notierten „keine“ und drei weitere lassen die Zeile frei. Die Antworten werden teilweise recht ausführlich gegeben. Sie decken wiederum eine große Bandbreite an Themen ab, lassen sich aber ebenfalls clustern:

Praxis

10 Nennungen, u. a.:

VIEL mehr Praxisbezug wäre notwendig. Keine derzeitige Ausbildung bereitet auf diese vor

Praxisbezogene Themen fehlen

Mitarbeiterführung/Führungsrolle

7 Nennungen, u. a.:

Kenntnisse in der Führung

Motivation von Mitarbeitern

Ausbildung im Beschwerdemanagement

Pflegedokumentation/Pflegerecht

4 Nennungen, u. a.:

Pflegedokumentation simpel und übersichtlich gestalten

Unterricht über Pflegegeld, Heimaufenthaltgesetz, Arbeitsrecht

Konflikte/Kommunikation

4 Nennungen, u. a.:

Konfliktmanagement und Kommunikation sollten forciert werden

Verantwortungsbereiche, Kriseninterventionen

Personalrecht/ Dienstplanvorgaben

4 Nennungen, u. a.:

Personalberechnung in Pflegeheimen.

Gesetzliche Vorgaben von Dienstplangestaltung wie z. B. Ruhezeiten etc.

Praktische Pflege

3 Nennungen:

Grundpflege

Wundmanagement

Kenntnisse in der Medikamentenabgabe

Abb.7: Geclusterte Antworten zu Frage 10 des Fragebogens

(„Wo sehen Sie Verbesserungspotenzial in der Ausbildung zur Pflegedienstleitung?“)

Freie Angaben zu Zukunftsperspektiven des Pflegeberufs

In der elften Frage werden die Perspektiven für die zukünftige Entwicklung in der Pflege thematisiert. Die Formulierung der Frage „Welche Zukunftsperspektiven sehen Sie in Ihrem Beruf?“ erlaubt Antworten zum einen auf einer generellen Ebene, das heißt für den Arbeitsbereich im Allgemeinen. Zum anderen kann die Frage aus einer persönlichen Sicht heraus beantwortet werden und bietet der jeweiligen Pflegedienstleitungskraft an, auch individuelle Ziele, Wünsche oder Befürchtungen zu formulieren.

Generelle Zukunftsperspektiven für das Arbeitsfeld werden von den Befragten formuliert für die Bereiche Bürokratie/Kontrolle/Politik und fachlich-inhaltliche Entwicklungen. So wird unter anderem zukünftig mehr Stress durch verstärkte Kontrollen vom Land befürchtet, während Gelder für die tatsächliche Pflege fehlen („kein Geld für Mitarbeiter wo wir sie wirklich brauchen an der Basis – die Pflege!!!"). Auch werden die Dokumentationsvorgaben als hinderlich beschrieben, da sie den menschlichen Kontakt zu den Pflegenden erschweren („verminderter Kontakt zu Mitarbeitern, Keinen Handgriff am Bewohner mehr OHNE Dokumentation"). In fachlicher Hinsicht wird mehrfach auf den demografischen Wandel hingewiesen und darauf, dass mehr und andere Generationen Pflegebedürftige weniger Pflegenden gegenüberstehen könnten. Die Entstehung neuer Berufsgruppen und erweiterter Anforderungen wird vermutet, verbunden mit neuen Anforderungen an die Ausbildungsgänge.

Als persönliche Vorstellungen und Hoffnungen für die eigene Berufslaufbahn werden unter anderem genannt:

- eigene Gesundheit erhalten,
- wertschätzenden Umgang mit Bewohnern, Angehörigen und Personal ermöglichen,
- neues Wissen aneignen,
- Mitgestaltung des Berufsfeldes.

Weitere Perspektiven werden eher allgemein formuliert und sind sowohl auf einer generellen als auch auf einer persönlichen Ebene anzusiedeln, etwa „Pflege und Betreuung wird es immer geben, allerdings ist die derzeitige Entwicklung keine gute in der Pflege und vor allem im externen Bereich sind die Anforderungen und Belastungen enorm" oder „In diesem Beruf kommen immer wieder neue Herausforderungen hinzu, und verschafft diesem Beruf immer wieder neue Perspektiven". Neben vielen sehr ausführlichen Antworten gibt es hier acht Fragebögen, die keine oder nur oberflächliche Angaben zu Zukunftsperspektiven machen („keine", „gute" oder „bin so zufrieden, wie es ist").

5.3 Diskussion – Belastungsfaktoren

Dieser Abschnitt will – in Anlehnung an Mayring (2010) – deutlich machen, welche Erkenntnisse zu Beantwortung der Ausgangsfrage mit der Umfrage gewonnen wurden, welche generellen Erkenntnisse abgeleitet werden können und welche kritischen Überlegungen angemessen sind. Dabei soll das in anderen Untersuchungen (siehe Abschnitt 4.2) bereits gewonnene Wissen mit den Ergebnissen der hier durchgeführten Befragung der Kärntner Caritas-Pflegedienstleitungen in Zusammenhang gebracht werden. Forschungsanliegen dieser Arbeit ist es, die Belastungen zu betrachten, mit denen sich Pflegedienstleitungen konfrontiert sehen. Es wurde gefragt, was an den Pflegedienstleitungstätigkeiten belastend ist und welche Erwartungen zu erfüllen sind. Die Frage nach Belastungen und Grenzen kann gleichzeitig Hinweise auf Bewältigungsmöglichkeiten geben, sodass auch dazu entsprechende Anhaltspunkte erfasst werden sollen.

5.3.1 Umfangreiche Verwaltungsaufgaben

Die pflegewissenschaftliche Literatur weist unter anderem auf problematische Arbeitszeitgestaltung, ungünstige Arbeitszeiten, fehlende Zeitressourcen und unzulängliche Kommunikation als Belastungsfaktoren im Bereich der Arbeitsorganisation hin. Dazu kämen rigide Organisationsstrukturen, Vorrang der Ökonomie, geringe finanzielle Mittel und zu wenig Handlungsspielraum, um Potenziale von Mitarbeitenden zu fördern (vgl. Abschnitt 4.2).

Bei den arbeitsorganisatorischen Belastungsfaktoren, nach denen die hier durchgeführte Befragung forscht, sind Verwaltungsaufgaben als besonders häufig durchzuführende Tätigkeiten genannt worden. Die oft als zeitraubend angegebene Aufgabe der Überprüfung der Dokumentation und die monatliche Dienstplangestaltung können ebenfalls als verwaltende Tätigkeiten bezeichnet werden. Änderungen im Dienstplan etwa wegen Krankheit und weitere Verwaltungsaufgaben werden von einigen Befragten als schwer zu bewältigen angekreuzt. Bei den frei zu beantwortenden Fragen 9 und 11 wird die Problematik von Verwaltung bzw. von Bürokratie und Kontrolle ebenfalls sehr deutlich: Für die Zukunft werden mehr Kontrollen, mehr Bürokratie und mehr Verwaltungsaufgaben befürchtet. Bereits jetzt gehören Verwaltungsaufgaben und hoher Verwaltungsaufwand zu den Belastungen einer Pflegeführungskraft.

So nehmen insgesamt die verwaltenden Aufgaben laut Umfrage einen erheblichen Umfang ein und müssen – sowohl in Bezug auf den zeitlichen Aufwand als auch auf die Bewältigbarkeit – als belastend gewertet werden. Wissenschaftliche Texte scheinen diesen Aspekt noch nicht in seiner Tragweite erkannt zu haben.

5.3.2 Personalmangel

Der Fragebogen fragt im Ankreuzbereich der Fragen 1 bis 5 nach der monatlichen Dienstplangestaltung und nach Änderungen im Dienstplan zum Beispiel aufgrund von Krankheit. Neun bzw. elf Mal wurde eine der beiden Aufgaben als besonders schwer zu bewältigen angekreuzt. Fünf Personen wählten beide Aspekte aus – trotz ihrer Ähnlichkeit. 16 Pflegedienstleitungen gaben mindestens eine der beiden Aspekte als Problem an. Aufgrund praktischer Erfahrungen wurde bei der Entwicklung des Fragebogens angenommen, dass diese Aufgaben für viele Pflegedienstleitungen relevant sind. Hintergrund dieser Wichtigkeit ist ein Problemkomplex, der nicht explizit in den Fragen der Erhebung erwähnt wird: der Personalmangel.

Die besondere Brisanz dieses Themas wird in den freien Antworten des Fragebogens deutlich: Als besonders belastende Bereiche in ihrem Beruf empfinden die Befragten den Bereich Personal. Von neun Leitungskräften wurden Probleme benannt, die mit der Personalsituation zu tun haben. Die Cluster-Tabelle unter Punkt 5.3.3 gibt einige der konkreten Aussagen hierzu wieder. Stichworte wie Personalknappheit, Fluktuation, permanenter Mitarbeitermangel oder Überbelastung der Mitarbeiter charakterisieren das Dilemma. Sie lassen die daraus für eine Führungskraft entstehenden Belastungen plastisch werden – in einer Deutlichkeit, die in der Pflegeliteratur kaum wiederzufinden ist.

5.3.3 Kontrollen und Bürokratie

Eine Problematik, die die Literatur praktisch gar nicht präsentiert, ist die der Kontrollen. Dies fällt umso mehr auf, als sie in dieser Umfrage eine große Rolle spielt. Sowohl in Frage 9 (besonders belastende Arbeitsbereiche) als auch in Frage 11 (Zukunftsperspektiven) wird darauf eingegangen. Drei Personen formulieren „zu viele Kontrollen", „Kontrollen vom Land" und „Kontrollorgane" als belastend – auch für die Mitarbeitenden („MA haben Angst"). Für die Zukunft wird mit noch erweiterten Kontrollen durch das Land, mit mehr Dokumentationsanforderungen und generell mehr Bürokratie gerechnet. Bereits jetzt geben die befragten Kräfte an, sich häufig mit der Kontrolle der Dokumentation zu beschäftigen und diese Tätigkeit als zeitraubend zu erleben. Auch wird für die Zukunft eine noch strengere Dokumentationspflicht befürchtet, die zulasten der eigentlichen Pflegetätigkeiten gehen könnte. Einige Befragte geben an, bestimmte Aufgaben im Bereich Verwaltung außerhalb ihrer Arbeitszeit zu erledigen, was erhebliches Belastungspotenzial aufgrund fehlender Abgrenzung zwischen Arbeit und Privatleben birgt.

5.3.4 Mängel in der Ausbildung

Interessante Aufschlüsse gibt die Frage 10 des Bogens: Wo sehen Sie Verbesserungspotenzial in der Ausbildung zur Pflegedienstleitung? Unabhängig voneinander und ohne dass eine vorherige Frage mögliche Impulse gegeben hat, fordert über ein Drittel der Befragten (zehn Personen) eine größere Praxisnähe der Ausbildung. Es scheint, als offenbare die praktische Arbeit als Pflegedienstleitung, dass praktisches Wissen nach der Ausbildung fehlt und dass dieses Fehlen problematisch ist. Mit Großschreibungen („VIEL mehr Praxisbezug"), Ausrufezeichen und konkreten Details („Praktikumszeiten" oder „Tipps und Tricks für den Alltag") verleihen die Antwortenden ihren Vorschlägen Nachdruck.

Interessant ist an dieser Stelle auch der Blick auf die Zeitdauer, die die Befragten als Pflegedienstleitung tätig sind: Fünf der Personen, die Praxisbezug in der Ausbildung bemängeln, sind erst seit einem Jahr in dieser Position tätig, drei arbeiten seit zwei bzw. drei Jahren als PDL. Hier zeigt sich wichtiger Forschungsbedarf: Wie praxisnah ist die Ausbildung, welche Belastung stellt eine mangelhafte Vorbereitung auf die praktischen Tätigkeiten dar und lassen sich frühe Berufsausstiege oder Fluktuationen junger Pflegedienstleitungskräfte beobachten oder erklären?

Weitere Lücken in der Ausbildung, die von mehreren Befragten genannt werden, sind Kenntnisse zu Personalfragen, denn es werden „Personalberechnung in Pflegeheimen",

„Gesetzliche Vorgaben von Dienstplangestaltung wie z. B. Ruhezeiten etc.", „Unterricht über Personalschlüsselberechnung" und „Dienstplangestaltung – genaue Richtlinien" als fehlende Inhalte genannt. Die bestehenden rechtlichen Vorgaben scheinen sich die Leitungskräfte erst in der Arbeitspraxis aneignen zu können, was eine (möglicherweise vermeidbare) Belastung gerade in der Phase des Berufseinstiegs bedeuten kann.

5.3.5 Kommunikation

Laut Pflege- und Führungsliteratur ist Kommunikation ein besonders wichtiger Aspekt in der Pflege und insbesondere für Pflegeführungskräfte. Es wird darauf hingewiesen, dass es häufig an Zeit für Gespräche mangele. Partizipative Strukturen seien hilfreich für eine gute Identifikation der Mitarbeitenden mit ihrer Einrichtung und für eine gute Teamkultur. Tatsächlich zeigt die Erhebung, dass zwei Drittel der befragten Pflegedienstleitungen Gespräche mit Mitarbeitenden als besonders häufig vorkommende Aufgabe werten und fast alle, nämlich 27 der 28 Teilnehmenden diese Gespräche als eine der wichtigsten Tätigkeiten in ihrer Position sehen. Fast niemand empfindet dabei diese Gespräche als zeitraubend und fast die Hälfte als leicht zu bewältigen. Bei Gesprächen mit Bewohnern ist das Bild ähnlich. Auch diese Kontakte finden viele Befragte sehr wichtig und die Hälfte erlebt sie als gut zu bewältigen. Etwas anders ist die Situation in Bezug auf die Angehörigen, auf die unten (Punkt 5.4.7) näher eingegangen wird.

Die zur Verfügung stehende Zeit wird weitgehend als ausreichend für Kommunikation mit Mitarbeitenden gewertet. Allerdings wünschen sich einige der Umfrageteilnehmenden mehr Fähigkeiten in Bezug auf Kommunikation und Konfliktmanagement. So geben sie als Verbesserungsmöglichkeiten für die Ausbildung unter anderem an, es solle „Konfliktmanagement", „Kommunikation bei Konfliktgesprächen" und „Krisenintervention" gelehrt werden. Ausgehend von den Ergebnissen der Umfrage kann zur Kommunikation zusammenfassend gesagt werden, dass es eher nicht an Zeit und schon gar nicht an Bereitschaft zu Gesprächen mangelt. Eher haben die Pflegedienstleitungen den Eindruck, es fehle ihnen an professionellen Kompetenzen.

5.3.6 Strukturelle Rahmenbedingungen

Bei den freien Antworten finden sich mehrere Einträge zu strukturellen Fragen. So wird die sogenannte „Sandwichposition“ angeführt, die das Dilemma andeutet, in dem Führungskräfte aus dem mittleren Management sich häufig wiederfinden: Sie sind angesiedelt zwischen Geschäftsleitung und Mitarbeitenden und arbeiten unter dem Druck verschiedener Sachzwänge. Hier entsteht vermutlich die paradoxe – und daher belastende – Situation, dass Kompromisse zu treffen und Entscheidungen zu fällen sind, die für alle Beteiligten unbefriedigend sind und für die es auch bei Vorgesetzten möglicherweise keinen Rückhalt gibt. Auseinandersetzungen zwischen den Professionen („Diskussionen mit den Ärzten“) und anspruchsvolle Klientel wirken ebenfalls als Belastungen.

Auch die Literatur weist auf strukturelle, vor allem finanzielle Bedingungen in den Einrichtungen und Organisationen hin, die für Pflege- und besonders Führungskräfte belastend sein können. Es werden zum Beispiel klare Führungskonzepte oder systematisches Krisenmanagement vorgeschlagen zur Bewältigung organisatorischer Mängel. Offen bleibt, inwieweit diese in der Praxis umsetzbar sind oder ob der Versuch, sie zu implementieren, nicht häufig noch zu weiteren Problemen führt.

5.3.7 Arbeit mit Angehörigen

In der Pflege spielen die Angehörigen der Pflegebedürftigen eine besondere Rolle. Häufig verwalten sie deren Angelegenheiten und fungieren als Ansprechpartner, wenn die Hilfsbedürftigen selbst nicht für sich sprechen können. Mit der zu pflegenden Person sind sie durch persönliche Beziehungen und verschiedenste Emotionen verbunden. Im Kontakt mit der Pflegeeinrichtung können hieraus Konflikte entstehen, deren sachliche Bewältigung manchmal schwierig ist. Die pflegewissenschaftliche Forschung hat hierzu Erkenntnisse gesammelt, etwa dass die Mitarbeitenden und Führungskräfte von Pflegeeinrichtungen sich mit Ansprüchen konfrontiert fühlen, denen sie nicht adäquat begegnen zu können glauben.

Dennoch finden Pflegekräfte die Kommunikation mit Angehörigen wichtig und führen sie häufig durch, wie die hier durchgeführte Umfrage belegt. Es ist unter den Befragten eine Ambivalenz bezüglich der Belastung, die sich für sie aus den Angehörigenkontakten ergeben, zu beobachten, denn einige von ihnen bewerten die Gespräche mit Angehörigen als leicht zu bewältigen, andere empfinden diese Gespräche als belastend. In der Frage nach Belastungen in der Pflegedienstleitung wird sechs Mal direkt oder indirekt auf Probleme mit den Angehörigen hingewiesen, zum Beispiel mit Formulierungen wie „Nichtigkeitsbeschwerden von Angehörigen“ oder „Angehörige (mischen sich ständig ein und fordern)“).

5.4 Diskussion – Bewältigungsmöglichkeiten

5.4.1 Arbeitsplatz

Als Strategien, die Arbeit in der Leitung von Pflegediensten bewältigbar zu organisieren, finden sich in Pflegehandbüchern Vorschläge wie systematisch und klar führen, transparent entscheiden, Sicherheit und Gerechtigkeit vermitteln oder vorausschauend planen. Diese Vorgehensweisen helfen einerseits dem Personal, bieten aber gleichzeitig der Führungskraft einen stabilen Rahmen, der auch sie entlasten kann. Gleiches gilt für Konzepte zur Partizipation und Identifikation sowie für die Implementierung von eindeutigen Verfahren im Arbeitsalltag. In der Befragung beschreiben viele Teilnehmende es als wichtige Ausbildungsinhalte, dass Führungskonzepte, Motivationsmöglichkeiten, Kommunikationsmethoden, Beschwerdemanagement zur Unterstützung von Mitarbeitenden oder Ablauforganisation vermittelt werden. Sie machen damit deutlich, dass in professionell durchdachten Vorgehensweisen Entlastungspotenzial liegt.

Auf individueller Ebene gilt es, Arbeitsanforderungen und -fähigkeiten miteinander im Einklang zu haben und Belastungsgrenzen zu akzeptieren. Wird der Arbeitsplatz als ein Ort der persönlichen Weiterentwicklung wahrgenommen, wirkt auch das stärkend und damit entlastend. In der Umfrage nennen Pflegedienstleistungen „stolze und gesunde Mitarbeiter“, „wertschätzender Umgang“ oder „Weiterentwicklung auf allen Ebenen – täglich neues Wissen aneignen“ als hilfreiche Perspektiven für die Zukunft.

5.4.2 Privatleben, Einstellungen

Führungstheorien und Pflegewissenschaften stellen Aspekte wie Achtsamkeit und Sensibilität für die eigene körperliche und psychische Gesundheit als Bewältigungsmöglichkeiten in einer turbulenten Arbeitswelt dar. Sie stellen die Bewusstmachung von Werten in den Mittelpunkt und weisen auf die gesellschaftliche Relevanz und die Zukunftsperspektiven des Pflegeberufs hin. Gleichzeitig gilt es, Überengagement zu vermeiden und bei aller Liebe zum Beruf Distanz zu ihm zu bewahren und Rückzugsmöglichkeiten ins Private zu pflegen. Ähnlich äußern sich die Befragten, etwa wenn jemand „mentales Training, Supervision" für die Ausbildung empfiehlt oder die eigene Gesundheit als ein Ziel für die weitere berufliche Zukunft benennt.

5.5 Kritische Anmerkungen und Reflexion

Die hier durchgeführte und ausgewertete Umfrage hat einige Belastungsfaktoren deutlich werden lassen, die die Arbeit von Pflegedienstleitungskräften erschweren. Zum Teil decken sie sich mit denen, von denen die pflegewissenschaftliche Literatur berichtet. Es gibt jedoch auch Abweichungen. So hat die Befragung keine Hinweise auf körperliche Belastungsaspekte der Pflege gegeben, wie Heben und Tragen oder Schichtdienste. Allerdings bezieht sich hier die Pflegeforschung eher auf Fachkräfte, die alltäglich mit der eigentlichen Pflegearbeit beschäftigt sind. Für Leitungspersonen gelten diese Faktoren nur dann, wenn sie selbst – etwa bei personellen Engpässen – pflegerisch tätig werden. Auch wurden Belastungen durch den Umgang mit Leiden und Tod in dieser Abfrage nicht thematisiert – auch nicht in den frei zu beantwortenden Blöcken. Daraus kann jedoch kaum ein Schluss gezogen werden, denn dies kann entweder heißen, dass hierin kein Problem gesehen wird oder dass es so grundsätzlich ist, dass es gar nicht erwähnt wird. Für zukünftige Forschungsanliegen kann es lohnend sein, hier konkret nachzufragen.

Einige Bereiche wurden in dieser Untersuchung beleuchtet, ohne dass dazu nach der Auswertung nun klare Aussagen gemacht werden können. Dazu gehören die Themen Zeitmangel und Angehörigenarbeit. Während sowohl in der Theorie als auch in der Praxis beide Gesichtspunkte als verbreitete Belastungsgründe genannt werden, haben einige Befragte angegeben, nicht unter Zeitdruck und/oder nicht unter Konflikten mit den Angehörigen zu leiden. Daher könnten beide Themen noch genauer untersucht werden, um weitere Variablen zu betrachten, wie etwa regionale oder organisationsbezogene Unterschiede.

Um valide Ergebnisse zu erzielen, ist ein ausreichender Rücklauf notwendig. In diesem Fall war der Rücklauf zufriedenstellend. Es bliebe zu fragen, ob es außer den zeitlichen noch andere Gründe gegeben hat, aus denen bestimmte Häuser nicht geantwortet haben. Kirchhoff, Kuhnt, Lipp & Schlawin beschreiben, dass in komplexen Erhebungen Teilgruppen der Angeschriebenen gebildet werden können und dass dann mithilfe „des Vergleichs der Rücklaufquoten verschiedener Teilgruppen“ herausgefunden werden kann, „ob sich die eine oder andere Population mehr oder weniger an der Befragung beteiligte“ (2008, S. 35).

Über den Aspekt der Teilnahme hinaus sind für die Evaluation die Formulierung, die Reihenfolge und die Auswahl der Fragen wichtig. Manche Antworten vermitteln den Eindruck, hier sei die vermutete sozial erwünschte oder wie in einer Prüfung „richtige“ Antwort gegeben worden, zum Beispiel bei der Frage nach dem Führungsstil. Zudem geben die anzukreuzenden Fragen zu Beginn des Fragebogens eine grundsätzliche Richtung vor, die die Befragten – vermutlich unbewusst – auch bei den später zu gebenden freien Antworten einschlagen. Verwaltung und Kommunikation nehmen daher einen großen Raum in der ganzen Befragung ein. Andere in der Pflege und in der Führung von Gesundheitseinrichtungen wichtige Themen kommen gar nicht zur Sprache (zum Beispiel Vereinbarkeit von Familie und Beruf, finanzielle Aspekte, geschlechtsbezogene Dynamiken oder Gewalt gegen Pflegende und Pflegebedürftige aber auch Qualitätsmanagement als Unterstützungs- und Bewältigungskonzept).

Zwar hat es sich für die Klärung der Forschungsfragen als sinnvoll herausgestellt, beispielsweise nach Verbesserungsmöglichkeiten der Ausbildung zu fragen. Andererseits steht die Frage nicht in direktem Zusammenhang mit Belastungsfaktoren der Pflege. Diesen Zusammenhang stellten die Befragten in der Beantwortung häufig selbst her. Insofern erscheint die Frage im Nachhinein ein wenig suggestiv. Auch ist kritisch zu überlegen, welche anderen Fragen hier gestellt werden könnten. Interessant können auch Belastungsfaktoren sein, die von der Caritas als arbeitgebende Organisation ausgehen, zumal hieraus konkrete Verbesserungsvorschläge (oder natürlich auch positive Rückmeldungen) für den Träger abgeleitet werden könnten.

Der Fragebogen beginnt mit der Abfrage der Betriebsgröße und Dauer der Tätigkeit. In der Auswertung der Ergebnisse gestaltete es sich schwierig, hier Querbezüge zu den Antworten herzustellen. So kann beispielsweise kein Zusammenhang zwischen Größe des Betriebes und zeitlichen Ressourcen für Gespräche hergestellt werden. Zwar wurde sichtbar, dass Pflegedienstleitungen mit kurzer Berufserfahrung eine unzureichende Praxisorientierung der Ausbildung bemängeln. Doch eine ähnliche Äußerung hat zum Beispiel auch eine Person gemacht, die bereits seit zehn Jahren in der Pflegedienstleitung tätig ist. Ob vielleicht sogar die Verknüpfung mehrerer Variablen (zum Beispiel Größe des Betriebes und Dauer der Tätigkeit und Zeitressourcen) sinnvolle Ergebnisse hervorbringt, kann im Rahmen dieser Arbeit nicht untersucht werden.

Für eine Erforschung komplexerer Zusammenhänge kann eine rein qualitative Befragung nützlich sein. Während in der vorliegenden Untersuchung sowohl quantitativ abgefragt (Ankreuzfragen) als auch Gelegenheit für freie Antworten gegeben wurde, wäre möglicherweise eine klarere Trennung der beiden Methoden sinnvoll. Insbesondere scheinen die offenen Fragen viele Hinweise auf Belastungsmomente zu geben, die bei der Konzipierung der Umfrage nicht bedacht worden waren. Diese Aspekte sind zu würdigen und das Expertenwissen der Betroffenen noch intensiver zu nutzen. Dafür könnten einzelne Leitungskräfte in Tiefeninterviews befragt werden. Hier können zudem lokale Gegebenheiten aufgegriffen werden, die in der allgemeinen (häufig auf Deutschland bezogenen) Pflegewissenschaft noch nicht berücksichtigt wurden, wie etwa das Problem der Kontrollen durch das Land.

6 Fazit

6.1 Zusammenfassung, Ergebnisse

Seit dem ausgehenden 18. Jahrhundert gibt es in Österreich eine berufsmäßige Pflege. Diese war lange geprägt von Ordensschwestern, die die Tätigkeit für wenig Geld aber mit viel Engagement und großem Vertrauensvorschuss ausführten. Heute ist eine fachlich fundierte Ausbildung Grundlage für eine professionelle Arbeit in der Pflege und insbesondere für die Pflegedienstleitung, basierend auf dem Gesundheits- und Krankenpflegegesetz (GuKG). Aktuell wird eine stärkere Akademisierung der Pflege mit aufeinander abgestimmten Bildungsangeboten gefordert. Obwohl mit dem demografischen Wandel zukünftig mehr Pflegekräfte benötigt werden, erfährt der – häufig sehr anstrengende – Beruf wenig Anerkennung. Die Branche leidet unter Fachkräftemangel, der auch bedingt ist durch geringe Gehälter, die wiederum auf die generell unzureichende finanzielle Ausstattung der Pflege zurückgehen.

Die Führungsaufgaben einer Pflegedienstleitung sind im GuKG verankert und umfassen die Verantwortung für die Qualität der Pflege und für die Organisation der pflegerischen Maßnahmen in der entsprechenden Einrichtung. Darüber hinaus gilt es für eine Führungskraft – insbesondere in der Pflege – sich ihrer Werte und Motivationen bewusst zu sein, um darauf eine wertschätzende Einstellung gegenüber dem ihr anvertrauten Personal und den zu Pflegenden aufzubauen. Für eine möglichst belastungsfreie Führungsrolle sind ein bewusst gewählter Führungsstil und verschiedene Führungskompetenzen hilfreich. Gute Förderung der Mitarbeitenden wirkt auf diese und damit auch auf die Leitung entlastend aus und kann durch partizipative Entscheidungen, wertschätzende Teamarbeit oder ressourcenorientierte Aufgabenverteilung erreicht werden.

Pflegewissenschaftliche Untersuchungen haben Beispiele für arbeitsorganisationale, körperliche und psychosoziale Herausforderungen als Belastungsfaktoren identifiziert, zu denen problematische Arbeitszeiten, mangelnde Kommunikation, einengende Strukturen, körperlich ungesunde Anstrengung und fehlende Anerkennung des Berufs gehören. Belastend können außerdem sein: forderndes Angehörigenverhalten, Umgang mit Tod und Krankheit sowie Stress und Überengagement. Als Bewältigungsmuster nennt die Literatur etwa: Systematische Führungskonzepte unter Beteiligung der Mitarbeitenden implementieren, Belastungsgrenzen und „Overcommitment“ erkennen, achtsam mit sich selbst sein und gleichzeitig Weiterentwicklung anstreben, gute Kommunikationsstrukturen etablieren sowie wertebewusst führen.

Im Rahmen dieser Arbeit wurde eine Befragung entwickelt und durchgeführt, die zu eigenen, neuen und konkreteren Erkenntnissen führte. Sie ergab folgende Belastungsfaktoren:

- Viel Zeit muss für Verwaltungs- und Dokumentationsaufgaben aufgewandt werden.
- Durch Personalmangel entsteht Mehrarbeit insbesondere bei der Dienstplanung, kommt es zu häufigen Kündigungen und Neueinstellungen, droht Überbelastung der vorhandenen Mitarbeitenden.
- Kontrollen, durchgeführt durch das Bundesland, führen zu Angst bei den Mitarbeitenden und Druck bei der Leitung und nehmen wertvolle Pflegezeit in Anspruch.
- Ausbildung bereitet nicht ausreichend auf die Praxis im Allgemeinen und wichtige Aufgaben im Besonderen vor (z. B. Personalplanung).
- Kommunikation wird nicht generell als belastend angesehen, teilweise fehlt es dafür jedoch an Zeit und an methodischen Kenntnissen.
- Ein Teil der Befragten erlebt belastende Konflikte mit Angehörigen.
- Widersprüchliche Erwartungen von unterschiedlichen Akteuren sind Teil problematischer struktureller Rahmenbedingungen und erschweren die Arbeit.

Zur Bewältigung solcher Belastungen gibt die Umfrage ebenfalls Hinweise:

- In der Ausbildung sollten Führungskonzepte, Motivation, Kommunikationsmethoden und andere Managementinstrumente gelehrt werden.
- Ein wertschätzender Umgang und ein entwicklungsfördernder Arbeitsplatz, an dem unter anderem Supervision angeboten wird, geben Halt.
- Pflegedienstleitungen sollten ihre eigene Gesundheit erhalten.

6.2 Forschungs- und Handlungsbedarf

Im Rahmen kritischer Überlegungen wurde bereits erörtert, dass weiterer Forschungsbedarf besteht. Dabei sollte der Blick gerichtet werden auf den Umgang mit Leid und Tod als Belastungsfaktoren pflegerischer Arbeit sowie auf die Bedeutung von Zeitressourcen und den Themenbereich der Angehörigenarbeit. Zukünftige Erhebungen sollten noch weitere Belastungsaspekte beinhalten, die hier nicht zur Sprache gekommen sind. Aufschlussreich wären auch Forschungen, die entweder rein qualitativ sind und in Tiefeninterviews einzelne Leitungskräfte befragen oder die rein quantitativ sind und deren Design eine Verknüpfung der verschiedenen Variablen und erhobenen Daten ermöglicht.

Der Hinweis, dass die Arbeit weiteren Forschungsbedarf zutage gefördert hat, soll jedoch ihre eigenen Ergebnisse überhaupt nicht schmälern. Es wurden hier einiges Wissen über Belastungen in der Pflege zusammengetragen und neue Erkenntnisse erarbeitet. Zusammenfassend lässt sich sagen, dass die Belastungsfaktoren, denen Pflege- und Pflegeleitungskräfte ausgesetzt sind, zum einen mit der fehlenden Anerkennung der Pflegeberufe zu tun haben und zum anderen aus den komplizierten Strukturen des Pflegesystems hervorgehen. Letztere wurden durch Nachjustierungen in den letzten Jahren (zum Beispiel verstärkte Kontrollen) eher noch verstärkt. Die mangelnde Wertschätzung des Pflegeberufes und damit des Pflegepersonals bei gleichzeitig unrealistisch hohen Erwartungen und Begehrlichkeiten der beteiligten Akteure bringen die Führungskräfte von vornherein in eine missliche Lage, in der sie häufig nur den Mangel verwalten können und, bildlich gesprochen, das marode Schiff mehr schlecht als recht über Wasser halten müssen. Dies wird noch erschwert durch eine noch nicht ausgereifte Ausbildungskultur, die keine Ressourcen vermittelt, mit denen diesen Herausforderungen professionell begegnet werden kann.

Vergleicht man die Pflege etwa mit der Medizin, so fällt die Diskrepanz im Image der beiden Arbeitsbereiche auf und es stellt sich die Frage, mit welchem Recht medizinisches Personal mit deutlich mehr Gehalt, mehr öffentlichem Gehör, besseren Aufstiegsmöglichkeiten und qualifizierter Hochschul- und Forschungseinbindung rechnen kann, als dies für Pflegefachpersonal der Fall ist. Auch wenn es sich bei der Pflege um einen noch „jungen“ Beruf handelt, der sich sicherlich in Zukunft etablieren wird, lässt der demografische Wandel nicht mehr viel Zeit dafür. Gesellschaft und Politik werden sehr bald erkennen müssen, dass Pflege nicht Zuarbeit für Ärztinnen und Ärzte ist und dass sie nicht nur aus Soft Skills besteht, die noch dazu den meisten Frauen ohnehin angeblich in die Wiege gelegt sind.

Die Belastungen in der Pflegedienstleitung gehen jedenfalls, wie diese Arbeit deutlich zeigt, nicht auf eigenes Unvermögen oder fehlendes Engagement der Fachkräfte zurück. Dennoch sind die Bewältigungsstrategien, die sie entwickeln, zum großen Teil auf der persönlichen Ebene angesiedelt. Für manche Teilnehmende der Erhebung kann es interessant sein, von den Ergebnissen dieser Arbeit zu erfahren. Nicht nur würde man damit Wertschätzung für die Teilnahme ausdrücken und deutlich machen, dass sorgfältig und nachvollziehbar mit den bereitgestellten Informationen umgegangen wurde. Auch kann es zur Problemlösung beitragen zu erkennen, dass andere Pflegedienstleitungen mit ähnlichen Herausforderungen konfrontiert sind und welche Bewältigungsstrategien sie anwenden.

Strukturelle Probleme durch individuelle Maßnahmen ausgleichen zu müssen, ist jedoch keine optimale Lösung, scheint ungerecht und kann auf Dauer nicht ausreichen. Stattdessen müssen Mängel öffentlich gemacht und gesellschaftlich diskutiert werden. Forschungsarbeiten wie die vorliegende sind gut geeignet, diese Diskussion voranzutreiben. Ihre Ergebnisse müssen weitergetragen werden, in die Ausbildungsgänge einfließen und den Einrichtungsträgern vorgelegt werden. Die verantwortlichen Stellen in den Ländern und der bundesweiten Gesundheitspolitik sollten davon erfahren und sich mit Erkenntnissen auseinandersetzen müssen, die sie vermutlich eigentlich schon kennen oder erahnen. Der Presseartikel, der in der Einleitung erwähnt wurde, ist ein gutes Beispiel für die Öffentlichkeitsarbeit, die hier vonnöten ist. Neben Beschwerden aus der Praxis können sich die Medien auch wissenschaftlicher Forschungen bedienen und so ihre Berichte auf gesicherte Grundlagen stellen.

Literaturverzeichnis

Bernhard, Linda & Walsh, Michelle (2000). Leiten und Führen in der Pflege. (1. Auflage) München, Jena: Urban & Fischer Verlag.

Borchart, Daniela, Galatsch, Michael, Dichter, Martin, Schmidt, Sascha & Hasselhorn, Hans (10.08.2011). Warum Pflegende ihre Einrichtung verlassen – Ergebnisse der europäischen NEXT-Studie. Zugriff am 02.8.2018 http://www.next.uni-wuppertal.de/index.php?artikel-und-berichte-1

Boschert, Silke (2010). 100 Tipps für eine zeitgemäße Altenpflege. Hannover: Schlütersche Verlagsgesellschaft.

Bundesgesetzblatt für die Republik Österreich (BGBl I 1997/108). Bundesgesetz über Gesundheits- und Krankenpflegeberufe (Gesundheits- und Krankenpflegegesetz – GuKG)

Bundesverband der Alten- und Pflegeheime Österreichs (2010). Positionspapier „Zukunft der Betreuung und Pflege älterer Menschen“. Wien.

Caritas Diözese Graz-Seckau (16.12.2010). Stellenbeschreibung PflegedienstleiterIn der Caritas. Zugriff am 01.8.2018 pdf-Datei, erreichbar z. B. über Google.

Ebster, C. & Stalzer, L. (2008). Wissenschaftliches Arbeiten für Wirtschafts- und Sozialwissenschaftler (3. Auflage). Wien: Facultas.

Friedrich, Norbert (2008). Christentum und Krankenpflege – einige historische Anmerkungen. In: Hähner-Rombach, Sylvelyn (Hrsg.), Quellen zur Geschichte der Krankenpflege. Frankfurt am Main: Mabuse-Verlag.

Fürstler, Gerhard & Malina, Peter (2004). Ich tat nur meinen Dienst. Zur Geschichte der Krankenpflege in Österreich in der NS-Zeit. Wien: Facultas.

Hadamitzky, Gisbert (1999). „... sich nach obszönen Sachen geradezu drängen...“
Der Gemeindearbeiterverband und das freie weibliche Pflegepersonal bis 1914. Pflegegeschichte Online, (1), 2-8. Zugriff am 23.7.2018 unter http://www.pflegegeschichte.de/pgonl_12_99.pdf

HELP.gv.at (04.02.2014). Allgemeines zum Pflegegeld. Zugriff am 24.7.2018 unter https://www.help.gv.at/Portal.Node/hlpd/public/content/36/Seite.360511.html

Henze, K.-H. & Piechotta, G. (Hrsg.) (2004). Brennpunkt Pflege. Beschreibung und Analyse von Belastungen des pflegerischen Alltags. Frankfurt am Main: Mabuse-Verlag.

Hien, Wolfgang (2009). Pflegen bis 67? Die gesundheitliche Situation älterer Pflegekräfte. Frankfurt am Main: Mabuse-Verlag.

Hinterwallner, Heidemarie (2011). Wie handeln diplomierte Gesundheits- und Krankenschwestern, -pfleger um ihre Gesundheit aufrechtzuerhalten? Eine qualitative Betrachtung von wahrgenommenen Belastungen und entwickelten Bewältigungsstrategien in Zusammenhang mit Gesundheitsförderung einer Palliativstation. Masterarbeit Universität Wien.

International Council of Nurses (23.06.2014). Definition of Nursing. Zugriff am 07.8.2018 unter http://www.icn.ch/about-icn/icn-definition-of-nursing/

Kirchhoff, Sabine, Kuhnt, Sonja, Lipp, Peter & Schlawin, Siegfried (2008). Der Fragebogen. Datenbasis, Konstruktion und Auswertung. (4. Auflage) Wiesbaden: Verlag für Sozialwissenschaften.

Kleine Zeitung (21.01.2014). Kärntens Pfleger rufen um Hilfe. Zugriff am 05.8.2018 unter http://www.kleinezeitung.at/s/lebensart/gesundheit/4120516/Pflegeheime_Kaerntens-Pfleger-rufen-um-Hilfe

Kolling, Hubert (1999). Anna Margarete van Delden (1858-1938): Zur Biographie einer bedeutenden Krankenschwester. Pflegegeschichte Online, (1), 9-11. Zugriff am 23.7.2018 unter http://www.pflegegeschichte.de/pgonl_12_99.pdf

Krenn, M., Flecker, J., Eichmann, H. & Papouschek, U. (2010). „…was willst du viel mitbestimmen?“ Flexible Arbeit und Partizipationschancen in IT-Dienstleistungen und mobiler Pflege. Forschungs- und Beratungsstelle Arbeitswelt (FORBA) Wien. Berlin: edition sigma.

Leonhardt, Roland (2002). Seneca – Praktische Philosophie für Manager. Von Seneca profitieren: beruflich und privat. (1. Auflage) Wiesbaden: Gabler.

Lubatsch, Heike (2012). Führung macht den Unterschied: Arbeitsbedingungen diakonischer Pflege im Krankenhaus. Berlin: LIT Verlag.

Lubatsch, Heike (o. J.). Pflegeethik. Definition und Geschichte. Zugriff am 05.8.2018 unter https://www.sozialethik-online.de/download/Pflegeethik_red-1_24_8_.pdf

Lummer, Christian (2001). Praxisanleitung und Einarbeitung in der Altenpflege. Pflegequalität sichern – Berufszufriedenheit verstärken. Hannover: Schlütersche Verlagsgesellschaft.

Lummer, Christian (2014). 50 Tipps für Führungsverantwortliche bei Personalmangel. Hannover: Schlütersche Verlagsgesellschaft.

Malik, Fredmund (2014). Führen Leisten Leben. Wirksames Management für eine neue Welt. Frankfurt am Main: Campus Verlag.

Mayring, Philipp (September 2010). Mixed Methods – ein Plädoyer für gemeinsame Forschungsstandards qualitativer und quantitativer Analyse. Zugriff am 03.8.2018 unter http://www.aepf.uni-jena.de/aepfmedia/pdfs/Mayring_AEPFMayring2010.PDF

Mehlan, Silke, Engels, Dietrich, Blass, Kerstin, Kirchen-Peters, Sabine & Geiger, Manfred (2012). Psychische Belastungen durch Bewohner- und Angehörigenverhalten in der Altenpflege. Köln: Institut für Sozialforschung und Gesellschaftspolitik und Institut für Sozialforschung und Sozialwirtschaft e.V.

Meussling-Sentpali, A. (2014). Ich rede darüber - anders geht es nicht.“ Arbeitsbelastung, Ressourcen und Bewältigungsstrategien. (1. Auflage) Hungen: hpsmedia.

Mösinger, Heribert (2006). Barrierefreiheit – Zukunft in Tirol. Diplomarbeit der FH Kufstein.

Müller, Herbert (2006). 100 Fehler bei der Arbeitsorganisation und was Sie dagegen tun können. Hannover: Schlütersche Verlagsgesellschaft.

Oesterreich.ORF.at (09.01.2011). Pflege in Österreich. Zugriff am 01.8.2018 unter http://oesv1.orf.at/stories/491954

Österreichischer Gesundheits- und Krankenpflegeverband (ÖGKV) (21.08.2014). Wie viel ist uns die Pflege wert? Pressemitteilung. Zugriff am 25.7.2018 unter http://www.oegkv.at/fileadmin/user_upload/pressespiegel/2014/Wie_viel_ist_uns_die_Pflege_wert_21082014.pdf

Österreichischer Gesundheits- und Krankenpflegeverband (ÖGKV) (o. J.). Chancen ergreifen! Zukunft pflegen! Deine Ausbildungsmöglichkeiten in der Gesundheits- und Krankenpflege. Zugriff am 23.7.2018 unter http://www.oegkv.at/aus-und-weiterbildung/ausbildung/

Orischnig, Nicole (2011). Akademisierung der Pflege in Österreich. Diplomarbeit Universität Wien.

Prieß, Mirriam (2013). Burnout kommt nicht nur von Stress. Warum wir wirklich ausbrennen – und wie wir zu uns selbst zurückfinden. München: Südwest.

Rásky, Èva (2008). Gesundheitsprofi(l) für die Pflege. Pflegewissenschaft in den Berufsalltag: Möglichkeiten auf dem Gesundheitsmarkt. Wien: Facultas.

Rausch, Alexandra (2008). Controlling von innerbetrieblichen Kommunikationsprozessen: Effektivitäts- und Effizienzmessung von Face-to-Face-Meetings. (1. Auflage) Wiesbaden: Gabler.

Rohrhirsch, Ferdinand (2013). Christliche Führung – Anspruch und Wirklichkeit: Führen mit Persönlichkeit und Ethik. Wiesbaden: Springer Gabler.

Schneider, Jochen (2010). Gute Führung in der Pflege. Berlin: Geschäftsstelle der Initiative Neue Qualität in der Arbeit c/o Bundesanstalt für Arbeitsschutz und Arbeitsmedizin.

Statistik Austria (30.01.2014). Statistiken: Soziales / Sozialleistungen auf Landesebene / Pflege- und Betreuungsdienste / Ergebnisse im Überblick: Pflege- und Betreuungsdienste.

Sozialministerium Arbeitsinspektion (März 2006). Schwere Arbeit leicht gemacht. Ein Leitfaden für die Ermittlung von Gefährdungen und Belastungen in der Altenpflege.

Waldhausen, Anna, Sittermann-Brandsen, Birgit, Matarea-Türk, Letitia (2014). (Alten) Pflegeausbildungen in Europa. Ein Vergleich von Pflegeausbildungen und der Arbeit in der Altenpflege in ausgewählten Ländern der EU. Frankfurt am Main: Beobachtungsstelle für gesellschaftspolitische Entwicklungen in Europa.

World Health Organisation (o. J.) Health topics: nursing. Zugriff am 07.8.2018 unter http://www.who.int/topics/nursing/en/

Zimpel, Viviane (2004). Belastende Situationen in der Altenpflege. In: Henze, Karl-Heinz & Piechotta, Gudrun (Hrsg.), Brennpunkt Pflege. Beschreibung und Analyse von Belastungen des pflegerischen Alltags. Frankfurt am Main: Mabuse-Verlag, 173-180.